T0281418

Best of Pflege

Mit „Best of Pflege" zeichnet Springer die besten Masterarbeiten und Dissertationen aus dem Bereich Pflege aus. Inhalte aus den etablierten Bereichen der Pflegewissenschaft, Pflegepädagogik, Pflegemanagement oder aus neuen Studienfeldern wie Health Care oder Ambient Assisted Living finden hier eine geeignete Plattform. Die mit Bestnote ausgezeichneten Arbeiten wurden durch Gutachter empfohlen und behandeln aktuelle Themen rund um den Bereich Pflege.
Die Reihe wendet sich an Praktiker und Wissenschaftler gleichermaßen und soll insbesondere auch Nachwuchswissenschaftlern Orientierung geben.

Weitere Bände in der Reihe http://www.springer.com/series/13848

Reingard Lange

Soziale Vernetzung als Ressource für Menschen mit Demenz

Gruppeninterviews mit Betroffenen auf der Grundlage der dokumentarischen Methode

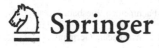

Reingard Lange
Wien, Österreich

Best of Pflege
ISBN 978-3-658-20869-1   ISBN 978-3-658-20870-7   (eBook)
https://doi.org/10.1007/978-3-658-20870-7

Die Deutsche Nationalbibliothek verzeichnet diese Publikation in der Deutschen National-
bibliografie; detaillierte bibliografische Daten sind im Internet über http://dnb.d-nb.de abrufbar.

Gedruckt auf säurefreiem und chlorfrei gebleichtem Papier

Springer ist ein Imprint der eingetragenen Gesellschaft Springer Fachmedien Wiesbaden
GmbH und ist Teil von Springer Nature
Die Anschrift der Gesellschaft ist: Abraham-Lincoln-Str. 46, 65189 Wiesbaden, Germany

Inhaltsverzeichnis

1   Einführung: Demenz – vernetzt denken 1

2   Begriffsklärung 7

   2.1   Demenz 7

   2.2   Hauptbezugspersonen und Angehörige 9

   2.3   Vernetzung 12

   2.4   Selbsthilfe und Selbstvertretung...15

3   Wissenschaftstheoretische und methodologische Grundlage: Die dokumentarische
Methode nach Ralf Bohnsack 19

   3.1   Rekonstruktive im Unterschied zu hypothesenprüfenden Verfahren 19

   3.2   Methodologie der dokumentarischen Methode............................22

4   Gruppeninterviews mit Betroffenen und Angehörigen 25

   4.1   Grundlegende Entscheidungen..25

   4.2   Feldzugang 26

   4.3   Auswahl und Zusammensetzung der InterviewpartnerInnen.......28

   4.4   Interviewsituation 32

   4.5   Durchführung der Gruppeninterviews mit der dokumentarischen Methode 33

   4.6   Berücksichtigung der Besonderheiten der Zielgruppe.................35

   4.7   Merkmale der Gruppeninterviews 36

5   Ergebnisse der Gruppeninterviews 37

   5.1   Auswertungsschritte der dokumentarischen Methode (Bohnsack) 37

   5.2   Formulierende Interpretation - fünf thematische Schwerpunkte 37

     5.2.1 Schritte der formulierenden Interpretation und Transkriptionsregeln 37

     5.2.2 Schwerpunktthemen und Aspekte ihrer Bearbeitung (Unterthemen) 39

     5.2.3   Unterstützende medizinische, pflegerische oder soziale Dienstleistungen 43

   5.3   Reflektierende Interpretation und Diskursanalyse: Die Rekonstruktion der
dominanten Orientierungen 45

     5.3.1 Herausforderung Rollenwandel und Statusverlust................................45

     5.3.2 Im Spannungsfeld zwischen Selbstsorge und Fürsorge 51

5.3.3 Verzicht, Anpassen der Lebensentwürfe 60

5.3.4 Zusammen mit Profis: Das spezielle Geschäft des Helfens für Menschen mit
Demenz 64

5.3.5 Zusammen mit Personen, die Ähnliches erlebt haben: Perspektiven der Selbsthilfe 70

5.4   Fallvergleich und Typenbildung 77

5.4.1 Typenbildung in der dokumentarischen Methode 77

5.4.2 Die Phasen der Übernahme der Betreuungsrolle durch Angehörige 80

5.4.3 Angehörige als HilfemanagerInnen: Kapitäne, Wunscherfüllende,
AushandlerInnen 84

5.4.4 Betroffene: Selbstwertsichernde Strategien zwischen Stärke und Schwäche 88

5.4.5 HeimbewohnerInnen: Heimeinzug als aktive Leistung für die Familie 93

5.4.6 Selbsthilfe: Aktuelle Fragen, begleitende Freundschaften, Selbstvergewisserung...95

5.4.7 Geschlechtsspezifische Aspekte 97

6   Anwendung und Ausblick..99

6.1   Einleitende Überlegungen zu den Handlungsempfehlungen 99

6.2   Vernetzung im engsten Umfeld 101

6.2.1 Teilhabe von Betroffenen stärken: Fähigkeiten nützen, Einbeziehen in
Entscheidungen 101

6.2.2 Hilfeangebote so machen, dass sie selbstwertschonend sind 101

6.2.3 Angehörige bei der Übernahme der Betreuungsrolle unterstützen 102

6.2.4 Differenzierte Beziehungsgestaltung mit allen Hauptbezugspersonen inklusive 24-
Stunden-BetreuerInnen 103

6.3   Vernetzung im weiteren Umfeld: Teilhabe im Gemeinwesen ermöglichen 104

6.3.1 Kompetenz entwickeln im Kontakt, Kontakte aktiv herstellen 104

6.3.2 Eigenverantwortung und Selbsthilfe ermöglichen...106

6.3.3 Ein demenzfreundliches Umfeld schaffen 107

6.4   Zusammen mit Profis 109

6.4.1 Den doppelten Auftrag annehmen – Hauptbezugspersonen aktiv einbeziehen 109

6.4.2 Hilfe als kontinuierlicher Aushandlungsprozess zwischen Takt und Aufgabe 110

6.4.3 Die akute Verunsicherung der Hauptbezugspersonen berücksichtigen 111

6.5 Vernetzung mit Personen in einer ähnlichen Situation 112

6.5.1 Selbsthilfe für Angehörige: An bestehende Angebote anlagern 112

6.5.2 Unterstützte Selbsthilfe von Menschen mit Demenz aufbauen 113

6.5.3 Selbsthilfe von Angehörigen – Hinweise auf die Gruppendynamik 114

6.5.4 Personen im Pflegeheim: Gleichgesinnte vernetzen 114

6.6 Ausblick 115

Literaturverzeichnis 117

Anhang 1: Einladungsblatt 125

Abbildungsverzeichnis

Abb. 1: Demenzprävalenz und Inzidenz in Österreich und Europa.............................7

Abb. 2: Überblick Interviewgruppen und Zeitpunkt...26

Abb. 3: Plakat und Einladungen beim ersten Marktplatz

„Demenzfreundlicher dritter Bezirk"...27

Abb. 4: Überblick interviewte Angehörige...30

Abb. 5: Überblick interviewte Betroffene...31

Abb. 6: Interviewleitfaden 33/34

Abb. 7: Visualisierungsmittel...34

Abb. 8: Mehrdimensionale Typenbildung, Abb. entnommen Nohl 2008:63......................77

Abb. 9: Zyklischer Verlauf des Forschungsprozesses...78

Abb. 10: Entwicklungstypik Angehörige 80

Abb. 11: Typik in Bezug auf das Hilfemanagement der Angehörigen 84

Abb. 12: Typik bei Frewer-Graumann, entnommen Frewer-Graumann 2014:183..............87

Abb. 13: Typik: Selbstwertschützende Strategien der Betroffenen...................................89

Abb. 14: Typik: Selbstwertschützende Strategien der HeimbewohnerInnen.....................93

Abb. 15: Typik: Schwerpunkte der Selbsthilfe...97

Kurzfassung

Im dritten Wiener Gemeindebezirk hat sich 2014 das erste „Netzwerk demenzfreundlicher Bezirk" in Österreich etabliert. Die vorliegende Studie erhebt für dieses Netzwerk die Sicht der Betroffenen, und zwar von Menschen mit beginnender Demenz und von betreuenden Angehörigen. Kooperationspartner war Alzheimer Austria. Die Befragung wurde mit Gruppeninterviews nach der dokumentarischen Methode von Ralf Bohnsack durchgeführt.

Die Studie erarbeitet generalisierbare Typen und leitet Handlungsempfehlungen ab, wie die Vernetzung in vier Bereichen positiv gestaltet werden kann: Im engsten sozialen Umfeld, im weiteren Umfeld (Gemeinwesen), in der Zusammenarbeit mit professionellen Dienstleistern und mit anderen Personen, die ähnlich betroffen sind (Selbsthilfe).

Im Hinblick auf die Angehörigen wurden unterschiedliche Stadien im Prozess der Übernahme von Betreuungsverantwortung deutlich. Dieser Prozess kann nicht als „Rollenumkehr" interpretiert werden. Ebenso wurden Typen des Hilfemanagements der Angehörigen erkennbar. Bei den Betroffenen zeigten sich unterschiedliche selbstwertsichernde Strategien: Einerseits die Betonung der Autonomie, andererseits die Bewältigung der Ambivalenz von Stärke und Schwäche. HeimbewohnerInnen verstanden den Einzug als aktiven Beitrag zur Entlastung der Familie.

Die Handlungsempfehlungen geben AkteurInnen im Sozialraum Hinweise, wie sie die sozialen Netze von Menschen mit Demenz direkt unterstützen und den Sozialraum „demenzfreundlich" mitgestalten können. Die Hilfebeziehung von professionellen DienstleisterInnen mit Betroffenen und Angehörigen stellt sich dar als kontinuierlicher Aushandlungsprozess mit beiden Adressatengruppen. Dieser wird umso effektiver, je eher Professionelle die individuellen Bewältigungsformen erkennen und in ihr Handeln einbeziehen. Betroffene und Angehörige entwickelten positive und unterschiedliche Erwartungen in Bezug auf Selbsthilfe: Selbsthilfe für Angehörige dient eher der Bewältigung der Situation seit der Erkrankung und unterstützt das Aufbauen von neuen, tragfähigen sozialen Kontakten. Dabei suchen Angehörige mit weniger Erfahrung besonders ein Klima der Offenheit, in dem ihre Unsicherheit akzeptiert wird. Selbst-hilfe Betroffener hingegen thematisiert stark, wer man vor der Erkrankung war und unterstützt die Kontinuität der eigenen Identität.

Der Start der ersten unterstützten Selbsthilfegruppe von Menschen mit beginnender Demenz im Februar 2015 in Wien ist bereits eine Anwendung der Ergebnisse dieser Studie.

Abstract

In 2014 the first „Network for a Dementia-friendly District" in Austria was founded in the third district of Vienna. This study documents the points of view of persons involved, either as people with beginning dementia or as their caregiving relatives. Alzheimer Austria cooperated in this study. The group interviews were conducted according to Ralf Bohnsack's documentary method.

The results of the study are generalized types and arrives at recommendations for positive influences on networks in four areas: In tight-knit social environments, in a broader sphere (e.g. the community), in cooperation with social services, and in networks with other people in a similar situation.

Several stages in the process with which relatives of people with dementia change their role in taking more responsibility for caregiving were defined; this process cannot be interpreted as a mere reversal of roles. Also different types of managing care for people with dementia became transparent. People with beginning dementia showed different strategies for securing selfesteem: Either stressing autonomy or dealing successfully with the ambivalence of strength and weakness. People living in nursing homes see their moving there as an active contribution for reducing the burden on their families.

Recommendations offer people active in the social sphere indications for better direct support for the social systems of people with dementia and creating a more "dementia-friendly" social sphere. Relations between professional caregivers on the one hand and people with dementia and their relatives on the other represent continuous negotiations between the two sides. These will be the more effective the more professionals recognise different forms of coping and include them in their activities.

People with dementia and relatives have positive but different expectations from self-help: For relatives, self-help means coping better with the current situation and finding new and sustainable social contacts. Especially relatives with little experience seek a climate of openness, where their insecurities are accepted. Central themes for self-help of people with dementia are the person one was before dementia occurred, and continuity of identity.

The first supported self-help group for people with forgetfulness or beginning dementia, which started in February 2015 in Vienna, is already a consequence of the results of this study.

„Ja, ich will dich bei mir haben, was immer du auch vergißt."

Enkelin zur Großmutter

in Buijssen (2008:201), Demenz und Alzheimer verstehen

1 Einführung: Demenz – vernetzt denken

Mit dem Österreichischen Demenzbericht 2014 legt die Bundesregierung eine interdisziplinäre Zusammenschau relevanter Perspektiven auf Demenz in Österreich vor. Der Bericht stellt eine wichtige Grundlage für die zu erarbeitende Demenzstrategie des Bundes dar. Demenz wird darin nicht lediglich als medizinisches oder gesundheitsökonomisches Problem definiert. Soziale und menschenrechtliche Aspekte wie die Teilhabe von Menschen mit Demenz und ihren betreuenden Angehörigen werden ebenso behandelt (vgl. Kolland/Hörl ebd:137-142). Auch die Perspektiven von Betroffenen werden einbezogen.

Damit ist es gelungen, Demenz als Prozess zu sehen und nicht bestehende Stereotype von „Ich-Verlust" und Abhängigkeit, also Demenz im letzten Stadium, zu bedienen. Es ist auch gelungen, Demenz als Geschehen in sozialen Bezügen und im Kontext gesellschaftlicher Chancengerechtigkeit zu betrachten.

Ein Pionierprojekt, das sich ebenfalls diesem Anspruch ganzheitlicher Betrachtung verpflichtet sieht, ist das Projekt „Demenz weiter denken" der Caritas Socialis in Wien. Aus dem darin eingebundenen Teilprojekt „Vernetzung" ist seit 2014 das „Netzwerk demenzfreundlicher dritter Bezirk" entstanden. Ca. dreißig Organisationen im dritten Wiener Gemeindebezirk engagieren sich darin, um durch abgestimmte Angebote und Öffentlichkeitsarbeit die Teilhabe von Menschen mit Demenz und ihren Angehörigen zu verbessern. Diese Initiative ist bemerkenswert, denn organisationsübergreifende Kooperation gelingt nur schwer im Sozial- und Gesundheitsbereich. Arno Georg von der Sozialforschungsstelle Dortmund konstatiert: „Trotz der zahlreichen Beispiele guter Praxis ist es in der Gesundheitswirtschaft bisher noch nicht gelungen, Kooperation als tragfähiges Leitbild breit zu etablieren. Vertrauen erarbeiten, klare Konzepte entwickeln und stringent steuern sowie ‚klein anfangen' dürften erfolgsförderliche Vorgehensweisen bei Netzwerkaufbau und –betrieb sein." (Georg 2007:193).

Im Zug der Zieldefinition in der Planungsphase stellten sich die Verantwortlichen immer wieder die Frage nach der Sicht der Betroffenen: „Welche Vernetzung kommt bei den Betroffenen an?" Vor diesem Hintergrund wurde die Autorin eingeladen, eine Studie durchzuführen, die die Subjektsicht der Betroffenen als Ergänzung und Korrektur zu professionellen Sichtweisen in den sozialen Dienstleistungsorganisationen erhebt.

Die Autorin orientierte sich daher in der hier vorliegenden Masterarbeit für den interdisziplinären Lehrgang „Management sozialer Innovationen" an den Anliegen des „Netzwerks demenzfreundlicher dritter Bezirk". Sie fand in Alzheimer Austria einen Kooperationspartner für die Studie. Diese Selbsthilfegruppe von Angehörigen und Betroffenen ist die österreichische Repräsentanz im internationalen Netzwerk Alzheimer's Disease International sowie im Europäischen Netzwerk „Alzheimer Europe".

Das gemeinsame Interesse der AkteurInnen Netzwerk, Alzheimer Austria und der Autorin war das Interesse an sozialer Innovation. Es galt die Studie so durchzuführen, dass sowohl Vorgehen wie auch Ergebnisse einen Beitrag leisten zur Stärkung der beiden Zielgruppen dieser Studie:
- Menschen mit demenzieller Erkrankung im leichten oder mittleren Stadium
- Hauptbezugspersonen (in den meisten Fällen Angehörige) von Menschen mit Demenz

Soziale Innovationen werden hier im Sinn von Kathrin Gillwald als Elemente des sozialen Wandels verstanden, als Neuerungen in Richtung hoch bewerteter Ziele und gesellschaftlichen Nutzens (Gillwald 2000). Soziale Innovationen sind ein schöpferischer und kollektiver Prozess, in dem neue Formen sozialer Praxis entwickelt werden. Diese können als Gegenstand der Soziologie „nicht nur analysiert, sondern auch hervorgebracht, (mit)gestaltet werden" (Howaldt/Schwarz 2010:55).

In der Einschätzung von Alzheimer Austria und der Caritas Socialis als Initiatorin des Netzwerks demenzfreundlicher dritter Bezirk ging es genau darum, in den schöpferischen und kollektiven Prozess der Vernetzung in Wien, der selbst eine soziale Innovation darstellt, auch die Betroffenen einzubeziehen. In Österreich, anders als in Deutschland und angelsächsischen Ländern wie England, Schottland etc. hat sich zum Zeitpunkt der Studie noch keine Selbstvertretung von Menschen mit Demenz etabliert. Es gibt auch keine AktivistInnen, wie beispielsweise Helga Rohra in Deutschland, die sich als Demenz-Betroffene öffentlich zu Wort melden und so involviert werden könnten.

Die Subjektsicht von Betroffenen sollte daher in Form dieser Studie in die weiteren Planungen des „Netzwerks demenzfreundlicher dritter Bezirk" einfließen. Damit zeigt sich die Wiener Initiative in der Tradition des Ansatzes der „dementia-friendly communities" (Alzheimer's Society 2013) bzw. der „Demenzfreundlichen Kommune", wie er seit 2004 in Deutschland entwickelt wurde. Mit und für Menschen mit Demenz soll der soziale Nahraum gestaltet und an ihre Bedürfnisse angepasst werden (vgl. Wißmann 2010).

Über die Wiener Vernetzungsinitiative hinaus sollte die Studie auch beitragen, dass erste Grundlagen für eine Vernetzung und Selbstvertretung von Menschen mit Demenz in Österreich aufgebaut werden.

Das forschungsleitende Interesse war also von Beginn an ein mehrfaches, eben ein vernetzt gedachtes:

(1) Die Subjektsicht von Menschen mit Demenz und ihren Hauptbezugspersonen zu erheben, um das Verständnis für die Zielgruppen zu vertiefen. Besonders sollte ihre Sicht bzw. ihre Erwartung an Vernetzung erfasst werden.

(2) Handlungsempfehlungen für die Akteure im Gemeinwesen abzuleiten, damit sie die Vernetzung von und für Menschen mit Demenz und ihren Hauptbezugspersonen unterstützen können und diese Vernetzung zu einer Ressource für die Zielgruppen wird.

(3) Personen mit demenzieller Erkrankung durch ein ressourcenorientiertes Vorgehen zu ermutigen, sich selbst aktiv weiter zu vernetzen und die eigenen Anliegen selbst zu vertreten.

Vor dem Hintergrund dieser Ziele lag es nahe, die Befragung im Sinne qualitativer Sozialforschung zu gestalten und in einer interaktiven Form anzulegen. Es sollte nicht lediglich über Vernetzung gesprochen werden, vielmehr sollte Vernetzung erlebt und beobachtet werden können.

Die dokumentarische Methode nach Ralf Bohnsack bot dafür ein angemessenes Instrumentarium, zielt sie doch darauf ab, die subjektiven Orientierungen der Personen zu rekonstruieren. Gruppeninterviews sind das verbreitetste Instrument der dokumentarischen Methode, denn Gegenstand der Interpretation bzw. Rekonstruktion sind Inhalt und Art der Aussagen ebenso wie die Diskursorganisation.

Die Vorentscheidung zur qualitativen Sozialforschung wurde durch die erste Literaturrecherchephase bestätigt. Sozialwissenschaftlich orientierte Studien zum Thema Demenz beziehen die Betroffenen überwiegend nicht selbst ein. Gaby Lenz und Marita Sperga, die im

Auftrag der deutschen Bundesregierung eine Studie zum Thema Frühdemenz durchführten, formulieren noch 2012: „Problematisch wirkt aus unserer Sicht darüber hinaus, dass bislang Menschen mit Demenz als Forschungsobjekte und weniger als Forschungssubjekte betrachtet wurden." (Lenz/Sperga 2012:7).

Als Grund führen die Autorinnen an, dass vielfach von der Annahme ausgegangen wird, Demenz schalte das Krankheitsbewusstsein aus. Auch die mangelnde Präsenz von Menschen mit beginnender Demenz in der öffentlichen Wahrnehmung führt dazu, dass Demenz vorzugsweise mit späten Phasen oder sogar mit dem letzten Stadium der Erkrankung verbunden wird. Differenziert betrachtet können Menschen mit Demenz sehr wohl gültige Selbstaussagen machen. Der Psychogerontologe Huub Buijssen formuliert: "Wie zu erwarten, nimmt dieses Krankheitsbewusstsein umso mehr ab, je weiter die Krankheit fortschreitet, aber zu Beginn ist es bei vielen noch recht gut intakt - bei einigen wenigen sogar bis in einen sehr fortgeschrittenen Zustand." (Buijssen 2008:104).

Personen mit Demenz in die Studie zu involvieren, wurde von mehreren Seiten als hoher Anspruch gesehen. Den Zugang zu diesen Personen zu bekommen, war forschungstechnisch auch die größte Herausforderung. Ich danke allen Personen und Organisationen, durch deren Vermittlung Menschen mit Demenz für diese Studie gewonnen werden konnten: Asita Sepandj vom PSD Gerontopsychiatrischen Zentrum Wien, Sigrid Boschert und Sabine Kloibmüller von der Caritas der Erzdiözese Wien, Karolina Wendl und Harald Reisner vom Pflegeheim der Kreuzschwestern in Laxenburg, Raphael Schönborn und Marion Hackl.

In der vorliegenden Arbeit werden im Kapitel 2 zunächst die Begriffe theoretisch beschrieben, die im Zusammenhang mit dem Forschungsinteresse am bedeutsamsten sind. Die forschungstheoretischen Grundlagen und die dokumentarische Methode werden in Kapitel 3 dargestellt. Kapitel 4 und 5 beschreiben das empirische Vorgehen: die Gruppeninterviews mit Menschen mit Demenz und Angehörigen sowie die Ergebnisse der Interpretation. In Kapitel 6 werden diese auf die soziale Praxis angewendet und Handlungsempfehlungen abgeleitet. Es wird auch ein Ausblick gegeben, wie weit das Anliegen der Vernetzung und Selbstvertretung von Menschen mit Demenz bereits verwirklicht werden konnte.

Ich danke allen GefährtInnen in diesem Forschungsprozess, besonders Christina Hallwirth Spörk von der Caritas Socialis und Monika Natlacen von Alzheimer Austria, aber auch der Interviewassistentin Helene Schendl.

4

Meiner Familie habe ich viel zu danken: für ihre Geduld in den letzten Monaten und das kritisch-wohlwollende Gegenüber!

Besonders aber bedanke ich mich bei den Personen, die mir in den Gruppeninterviews einen tiefen Einblick in persönliche Bereiche gestattet haben. Sie haben mich ermutigt, Demenz als eine Form von Schiffbruch zu sehen, der uns in unser eigentliches Element zurückwirft. Unser eigentliches Element, in dem wir dann schwimmen, sind jene Fähigkeiten und Grundbedürfnisse, die Menschen schon als Embryo und lebenslang haben: Verbunden zu sein mit andern und täglich ein Stück über sich hinaus zu wachsen.

2 Begriffsklärung

2.1 Demenz

Der Österreichische Demenzbericht 2014 stellt dar, dass in Bezug auf Demenz sowohl die Prävalenz (Anzahl der Erkrankungen) wie auch die Inzidenz (Anzahl der Neuerkrankungen In einer bestimmten Zeitspanne) in den letzten Jahren deutlich gestiegen sind. Wancata et al. (2011) berechnen für 2015 rund 115.000 Menschen mit einer demenziellen Erkrankung in Österreich und annähernd eine Verdoppelung in den nächsten 25 Jahren.

Abb. 1: Demenzprävalenz und Inzidenz in Österreich und Europa (nach Wancata 2014)

Jahr	Anzahl aller Demenz-kranken in Europa in Mio.	Anzahl aller Demenz-kranken in Österreich	Anzahl aller Demenz-Neuerkrankungen in Österreich pro Jahr
2000	1,9	90.500	23.600
2010	2,2	112.600	29.100
2040	3,7	216.100	55.100

Medizinisch gesehen ist Demenz eine fortschreitende Erkrankung des Gehirns, die zu Störungen höherer Hirnfunktionen wie Gedächtnis, Denken, Orientierung, Auffassung, Rechnen, Lernfähigkeit, Sprache und Urteilsvermögen führt. Wenn auch das Bewusstsein nicht getrübt ist, so geht die Erkrankung doch mit Veränderungen der emotionalen Kontrolle, des Sozialverhaltens und der Motivation einher. (Sepandj 2014:4, Gunzelmann/Oswald 2005:109).

Das Demenzsyndrom ist ein Oberbegriff für verschiedene Ausprägungen, die in der Internationalen statistischen Klassifikation der Krankheiten und verwandter Gesundheitsprobleme (ICD-10-GM Version 2013) unter den Schlüsseln F00 - F09 beschrieben sind.

Zu den primären Demenzen werden jene Formen gezählt, die durch krankhafte Veränderungen im Gehirn direkt verursacht werden. Zu ihnen gehören die Alzheimer-Demenz, vaskuläre (gefäßbedingte) Demenzformen (meistens nach Gehirninfarkten), die Lewy-Körperchen-Demenz und die Frontotemporale Demenz (auch Pick-Krankheit genannt) sowie Mischformen wie die Parkinson-Demenz.

Sie umfassen nach Catulli (2007:13f) 80 - 90% der diagnostizierten Demenzformen. Primäre Demenzen gelten nach dem heutigen Stand der Medizin als irreversibel. Sekundäre Demenzen werden durch andere Erkrankungen verursacht, beispielsweise Hirntumor oder Alkoholmissbrauch. Sie sind teilweise reversibel, wenn die Grunderkrankung erfolgreich behandelt werden kann.

In die vorliegende Studie wurden Menschen mit Demenz einbezogen, die in einer frühen oder mittleren Phase der Erkrankung stehen. Wird hier also von Demenz gesprochen, bezieht es sich auf diese Phasen. Die Autorin folgt dabei den Psychogerontologen und Diagnostik-Experten Thomas Gunzelmann und Wolf Oswald: „...dass zumindest in frühen und mittleren Krankheitsstadien eine reliable und valide Selbsteinschätzung möglich ist." (Gunzelmann/Oswald 2005:215).

Nicht unterschlagen werden soll die Fachdiskussion, ob Demenz nicht weniger als Krankheit sondern viel eher als zwar besonders ausgeprägter, aber natürlicher Alterungsprozess des Gehirns gesehen werden soll. Zu viele grundlegende Fragen zur Entstehung von Demenz-krankheiten sind offen. So ist auch die Diagnose der Alzheimerkrankheit zum heutigen Stand der Medizin letztlich eine Verdachtsdiagnose nach Ausschlussprinzip.

Vom sozialen und zivilgesellschaftlichen Standpunkt aus betrachtet Peter Wißmann, Leiter der „Demenz Support Stuttgart GmbH", Demenz als eine „(nicht frei gewählte) Form der Lebens-führung" (Wißmann/Gronemeyer 2008:148f). Dahinter steht das Konzept einer „Gesellschaft der Verschiedenheit" (Wißmann 2010:345). Die Demenz Support Stuttgart ist eines der führenden Kompetenzzentren im deutschen Sprachraum zum Thema Demenz, vor allem im Hinblick auf das Konzept der demenzfreundlichen Kommune.

Sozialkonstruktivistische Betrachtungsweisen und der Disability-Ansatz betonen die soziale Konstruktion von Krankheit und Behinderung (vgl. Ian Hacking 1999). Behinderung wird als ein Effekt von Ausschluss betrachtet. Dieser Sichtweise folgt auch Hendrik Trescher in seiner Aufarbeitung von Inklusion als „Dekonstruktion von Diskursteilhabebarrieren" (2015).

Auch Susanne Frewer-Graumann (2014) sieht sich in dieser nach ihr „ganzheitlichen" Betrachtung von Demenz und will sie einer einseitig bio-medizinischen Sichtweise entgegensetzen. Folgt man Frewer-Graumann werden von der Krankheit Betroffene durch die defizitorientierte Sicht von Demenz als „neurologisch-neuropathologisches Problem" (Frewer-Graumann 2014:20) auf dieses Problem reduziert und nur mehr als „Objekte von Pflege- und Versorgungshandlungen wahrgenommen" (ebd.:21). „Für die Betroffen bietet ein ganzheit-liches Demenzmodell die Chance, weiterhin als Subjekt wahrgenommen zu werden." (ebd.:22).

Die soziale und zivilgesellschaftliche Perspektive sieht Menschen mit Demenz vorrangig als BürgerInnen mit dem Recht auf soziale Teilhabe. Die vorliegende Studie ist als sozialwissenschaftliche Arbeit einer zivilgesellschaftlichen Perspektive verpflichtet. Das Menschenbild der Studie ist ein ganzheitliches: Der Mensch als psycho-biologische Einheit mit Autonomie und Interdependenz in seinen sozialen und gesellschaftlichen Kontexten (vgl. Cohn/Farau 1984).

2.2 Hauptbezugspersonen und Angehörige

Der in der österreichischen Gesundheitspolitik geltende Grundsatz: „ambulant vor stationär" spiegelt sich in der Versorgungssituation von Menschen mit Demenz wieder: Ca. 80% der in Österreich geschätzten 115.000 erkrankten Personen leben im häuslichen Umfeld (Schneider /Deufert 2014:56). Es sind Personen aus dem engsten sozialen Umfeld, die Menschen mit Demenz bei der Bewältigung der Krankheit und des Alltag unterstützen: Angehörige, Freunde/Freundinnen, Nachbarn/Nachbarinnen (Harm/Hoschek 2014:57). Nach der deutschen „Studie über die Möglichkeiten einer selbstständigen Lebensführung hilfe- und pflegebedürftiger Menschen' (MuGlII)" (vgl. Schneekloth/Wahl 2008) sind es zu 80% nahestehende Angehörige, nämlich Partner/Partnerin, Kinder und Schwiegerkinder sowie Eltern – und zu ebenfalls 80% sind die Hauptbezugspersonen weiblich.

In der hier vorliegenden Studie wird die Bezeichnung „Hauptbezugsperson" verwendet, wenn alle Personen einbezogen sein sollen, die Fürsorge für Menschen mit Demenz hauptverantwortlich übernehmen.

Sind lediglich Angehörige gemeint, wird von „betreuenden Angehörigen" gesprochen und nicht von „pflegenden Angehörigen", weil
- die Beziehungen selbst ein wesentlicher Faktor sind für die Bewältigung der Demenz "Darüber hinaus sind stabile und auf gegenseitiges Vertrauen gestützte Beziehungen als protektive Faktoren für eine effektive Demenzbewältigung zu werten." (vgl. Lenz/Sperga 2012:78).
- Menschen mit Demenz vielfältige Unterstützung benötigen und Pflege besonders in den ersten Phasen der Erkrankung nicht im Vordergrund steht.

Die Autorin folgt damit den Argumenten von Sabine Engel (Engel 2007:74), die die Bezeichnung „pflegende Angehörige" kritisiert, weil sie berufsbezogenen Sichtweisen und nicht der lebensweltlichen Perspektive der Betroffenen entstammt.

Wird eine Person mit einer chronischen Erkrankung konfrontiert, so löst das nach Doris Schaeffer (2006) ein Ringen um Normalität und Sicherheit aus: „Die Suche nach Möglichkeiten, das durch die Krankheit irritierte Leben wieder in den Griff zu bekommen, ihm trotz Krankheit Sinn und Konsistenz zu verleihen, nimmt daher einen großen Teil ihrer Energie ein und ist aus der Perspektive der Erkrankten nicht weniger dringlich wie die Bewältigung des direkten Krankheitsgeschehens." (Schaeffer 2006:193). Die nahestehenden Bezugspersonen werden in diese Bemühungen involviert, sie werden ebenso zu Betroffenen der Demenzerkrankung. Nach Andrea Newerla (2012), die die lebensweltliche Perspektive von Angehörigen demenz-erkrankter Menschen erforscht hat, wird die „Renormalisierung des Alltagsgeschehens" ihre Hauptaufgabe. Andrea Newerla folgt damit dem Interaktionsmodell zur Bewältigung chronischer Krankheiten von Juliet M. Corbin und Anselm L. Strauss (1993). Dieses handlungs-theoretische Modell unterscheidet drei Arten von „Arbeit" im Sinn von zielgerichteten Tätigkeiten, die für die Bewältigung einer Krankheit notwendig sind:

- Krankheitsbezogene Arbeit beispielsweise Arztbesuche, Medikamente einnehmen
- Alltagsbezogene Arbeit, um den Haushalt und gegebenenfalls auch die Erwerbstätigkeit weiter organisieren zu können
- Biographische Arbeit, um die Krankheit „in die eigene Lebensgeschichte zu integrieren" (Newerla 2012:6).

Durch die sukzessive Übernahme dieser Arten von Arbeit werden die Hauptbezugspersonen relevant für die Krankheitsbewältigung.

Die Herausforderungen und Belastungsfaktoren der Hauptbezugspersonen sind in den letzten zwanzig Jahren mehrfach wissenschaftlich erhoben und beschrieben worden (vgl. Gräßel 1998, Philipp-Metzen 2008). In Österreich dominiert die berufsbezogene Sicht und Benennung „pflegende Angehörige", beispielsweise in der Studie des Bundesministeriums für soziale Sicherheit, Generationen und Konsumentenschutz (Hrsg.) zur Situation pflegender Angehöriger 2005, oder auch in den Studien von Seidl, Labenbacher et al. 2007.

Der „größte Pflegedienst der Nation" stellt laut dem Vierten Altenbericht zur Lage der älteren Generation in der Bundesrepublik Deutschland (BMFSFJ 2002) selbst eine Hochrisikogruppe für gesundheitliche Probleme dar. Besonders auffällig ist das Risiko für Depression und erschöpfungsbedingte Krankheiten (vgl. Müller/Mertin et al. 2015) bei betreuenden Angehöri-gen bzw. Hauptbezugspersonen.

Jacqueline van der Lee et al. (2014) analysieren in ihrer Metastudie 32 Studien über die Belastungssituation der Hauptbezugspersonen. Das „herausfordernde Verhalten" und die Stimmungsschwankungen von Menschen mit Demenz werden weitgehend übereinstimmend

10

als größere Belastung erlebt als die kognitiven Defizite oder die Unfähigkeit zur Selbstsorge der erkrankten Personen.

Die Bewältigungsmöglichkeiten der betreuenden Personen sehen sie als vermittelnden Faktor zwischen den Belastungsfaktoren und Lebenszufriedenheit: „Caregiver resources, for example personality traits, coping styles, and competences, are also strong determinants, and may be considered mediators between the impact of patient's behavioral problems and caregiver burden, depression and mental health." (Van der Lee et al. 2014:92).

Welche Copingstrategien nun mit der Entwicklung von Angstkrankheiten und Depressionen korrelieren, untersuchten Ryan Li et al in einer Metastudie , die 35 Studien umfasste. Sie unterschieden problemlösungsorientiertes Coping, akzeptierendes und emotional unter-stützendes Coping und dysfunktionales Coping und konnten nachweisen, dass letzteres mit höheren Raten von Angsterkrankungen und Depressionen einhergeht. Akzeptierende und emotional unterstützende Copingstrategien hingegen korreliert auch nachhaltig kaum mit Ängsten und Depressionen (Li, Cooper et al. 2012:9). Li, Cooper et al. unterstützen mit ihren Ergebnissen die Entwicklung von psychologischen Hilfen für „family carers", damit diese positive Copingstrategien entwickeln können.

Noch weiter differenzieren Alexander Kurz und Gabriele Wilz (2011) die Copingstrategien familiärer Netze. Sie analysieren 18 Studien, die den Effekt von Interventionen auf das Coping erforschen. Dabei wählten sie Studien, die eine randomisierte und kontrollierte Anordnung aufwiesen und zwischen 1987 und 2008 publiziert wurden. Die Autoren orientieren sich dabei an der verbreiteten Unterscheidung von problemlösungsorientiertem (P) und emotions-orientiertem (E) Coping (Kurz/Wilz 2011:338f):
- P1: Wissensvermittlung, Informationen über die Erkrankung, Austausch von Erfahrungen
- P2: Verbesserung der Problemlösefähigkeit, Erwerb von Problembewältigungs-strategien, Übertragung in den Alltag
- P3: Erweiterung des Hilfenetzes, Verstärkung des Rückhalts innerhalb der Familie, Verteilung von Aufgaben, Einbeziehung von externen Hilfen, Ersatzpflege

- E1: Bearbeitung von Beziehungswandel und Verlusten, Akzeptieren des Verlusts der vor der Erkrankung gelebten Gemeinsamkeit, Akzeptieren der einseitigen Abhängigkeitsbeziehung, Trauerarbeit
- E2: Veränderung von Einstellungen und Bewertungen, Modifikation der Bewertung von Pflegesituation und Krankheitssymptomen, Stärkung von Selbstvertrauen und Zuversicht, Korrektur von dysfunktionalen Denkmustern und Kontrollüberzeugungen
- E3: Anleitung zur Selbstfürsorge, Stressabbau, Einfügen von angenehmen Aktivitäten in den Alltag

Die Autoren erkennen, dass die häufigsten Interventionen auf die Strategien P2 und P1 gerichtet sind: Verbesserung der Problemlösefähigkeit und Wissensvermittlung. Sie stellen fest: „dass das Potenzial emotionsorientierter Interventionsformen in den bisherigen Angehörigenprogrammen zu wenig ausgeschöpft ist." (ebd.:340).

Emotionsorientiertes Coping im familiären Netz stellt den erwähnten Studien folgend zwar eine bedeutende Ressource für die Bewältigung der Erkrankung dar. Allerdings wird es in der sozialwissenschaftlichen Literatur noch wenig thematisiert.

Vor diesem Hintergrund werden in der hier vorliegenden Arbeit die betreuenden Hauptbezugspersonen als zweite Zielgruppe in den Blick genommen. Es gilt auch ihre Subjektsicht zu erheben, besonders im Hinblick darauf, wie Vernetzung sie in der kontinuierlichen Adaption des Alltags unterstützen kann.

Zur Unterscheidung der Zielgruppen spricht die Autorin von „Betroffenen", wenn Menschen mit einer demenziellen Erkrankung gemeint sind, im anderen Fall von Hauptbezugspersonen oder (betreuenden) Angehörigen.

2.3 Vernetzung

Vernetzung als Forschungsgegenstand wird interdisziplinär diskutiert, wobei personbezogene, Mikro- und institutionenbezogenen bzw. Makro-Perspektiven unterschieden werden können.

In der Makroperspektive der Alterökonomie kommt dem Thema Vernetzung hohe Bedeutung zu. So konstatieren Heinze et al in ihrem Standardwerk den Ist-Zustand der Wohlfahrstaatlichen Versorung: Für verschiedene soziale Bedarfe gibt es gesetzlich definierte unterschiedliche Zuständigkeiten und verschiedene soziale Angebote bzw. Organisationen.

"In der Praxis bedeutet dies vielfach unkoordiniertes Nebeneinander und 'Versorgungsdickicht'. Das Konzept des 'Wohlfahrtsmix' zielt in diesem Zusammenhang auf die Herstellung von mehr Ordnung und dann auch mehr Transparenz." (Heinze et al. 2011:200). Zu sehr wird aus dieser Sicht „Wohlfahrsmix" interpretiert als breite Palette spezialisierter Angebote. Das muss ergänzt werden mit dem zweiten Verständnis: Wohlfahrsmix als Sicherung der Versorgungskette, als „träger- und institutionsbezogene Gesamtsteuerung des sozialen Daseinsvorsorgeauftrags der Kommunen." (ebd.:201).

Die dafür nötige Vernetzung von Organisationen und Technologien stellt aus altersökonomischer Sicht eine bedeute Chance bzw. einen „Innovationsmotor" für die Wirtschaftsentwicklung dar: "Durch die wechselseitige Verknüpfung von leistungsfähigen, leicht bedienbaren Technologien und sozialen Diensten im Wohnumfeld könnte sich ein international beachteter neuer Leitmarkt für Welfare Technologies herauskristallisieren." (Heinze et al. 2011:37). „Gleichzeitig müssen die öffentlichen Institutionen (und auch massiv die Wohlfahrtsverbände) im Sinne eines neuen Managements sozialer Sicherheit einen Paradigmenwechsel von bürokratischer Organisation und Planung hin zu einer Rolle als Vernetzungsinstanz und Koordinatoren vollziehen." (ebd.:39). Die Vernetzungsinitiative im dritten Bezirk ist aus der altersökonomischen Makroperspektive als nötiger und längst fälliger Schritt in die richtige Richtung einzuschätzen.

Die Makroperspektive ist in der hier vorliegenden Arbeit relevant für das Kontextverständnis, denn die zentrale Forschungsperspektive ist auf die Individuen gerichtet. Diese werden nicht isoliert, sondern als Akteure in ihrer Lebenswelt bzw. ihrem Sozialraum betrachtet.

Soziale Netze von und für Individuen sind nach Töpfer et al. (1998) „eine vom Menschen selbst geschaffene und aufrechterhaltene soziale Struktur" (Töpfer et al. 1998:140), die durch institutionelle und gesellschaftliche Rahmenbedingungen beeinflusst wird. In dieser Studie werden sie entsprechend den Grundannahmen der humanistischen Psychologie als anthropologische Konstante gesehen.

Im Hinblick darauf, ob soziale Netze eine Ressource für Personen mit Demenz sein können, folgt die Autorin der Auffassung von Susanne Frewer-Graumann, „dass soziale Netzwerke eine Voraussetzung für soziale Unterstützung sind, aber nicht aus jedem sozialen Netzwerk zwangsläufig soziale Unterstützung resultiert." (Frewer-Graumann 2014:50).

In der Systematisierung der sozialen Netzwerke orientiert sich die Autorin am Pionier der lebensweltbezogenen Arbeit für Menschen mit Behinderungen, Georg Theunissen (2012:100f).

Theunissen bezieht sich auf Bronfenbrenners „Ökologie der menschlichen Entwicklung" (1981) und unterscheidet soziale Netzwerke im

- Mikrobereich: unmittelbares Lebensumfeld
- Mesobereich: institutionalisiertes Umfeld
- Exobereich: zu dem die Person keinen Zugang hat, z.B. Polizei, wo aber für das eigene Erleben bedeutsame Ereignisse stattfinden und
- Makrobereich: kultureller Überbau

Wolfgang Hinte und sein Team am Institut für Stadtteilentwicklung, sozialraumorientierte Arbeit und ISSAB an der Uni Duisburg-Essen haben den Theunissen'schen Lebensweltansatz um die Sozialraumperspektive erweitert. Mit Sozialraum sind sowohl das Territorium und die Infrastruktur gemeint, als auch die Lebensräume, sozialen Beziehungen und Nutzungen des Raumes. Der Fokus ist anders als in der Lebensweltorientierung nicht auf das Subjekt gerichtet, sondern auf den geographischen und administrativen Zusammenhang (Hinte 2001).

Sozialraumorientierung und Lebensweltorientierung ergänzen sich als Perspektiven:
Lebensweltorientierung stellt die Fragen im Hinblick auf das Empowerment des Einzelnen:
Welche Hilfe erhält die einzelne Person - auch im Hinblick auf Teilhabe? Wie stellen die Dienstleister dies für den Einzelnen zur Verfügung? Wie kann die einzelne Person das finanzieren?
Sozialraumorientierung fragt nach den Bedingungen des Umfelds:
Welche Möglichkeiten bzw. Behinderungen bietet der Kontext, die Lebenswelt? "Der soziale Raum (z.B. Stadtteil) tritt hierbei als ein Aktions-, Ermöglichungs-, Lern- und Entwicklungsraum in Erscheinung..., der unter präventiven Aspekten zum Beispiel dem Risiko der sozialen Benachteiligung, Vereinzelung und Vereinsamung, Diskriminierung oder Segregation älterer oder behinderter Bürger/innen vorbeugen sowie den Menschen eines Stadtteils mehr Sicherheit und Lebensqualität bieten soll." (Theunissen 2012:123f)

Die Autorin wendet in der hier vorliegenden Arbeit die von Theunissen vorgeschlagene Kombination der beiden Perspektiven Lebenswelt- und Sozialraumorientierung an.
Sie unterscheidet folgende Segmente der Vernetzung:
1. Vernetzung im engsten Bereich (Familie, Vertraute)
2. Vernetzung in einem weiteren Umfeld (Soziale Kontakte und Alltag im Sozialraum sowie Urlaub, Freizeit, Infrastruktur im Gemeinwesen.)
3. Vernetzung mit professionellen Dienstleistern
4. Vernetzung mit Personen, die Ähnliches erlebt haben (Selbsthilfe)

2.4 Selbsthilfe und Selbstvertretung

„Selbsthilfe bedeutet, die eigenen Probleme und deren Lösung selbst in die Hand zu nehmen und im Rahmen der eigenen Möglichkeiten gemeinsam mit anderen Menschen aktiv zu werden." (Website der Nationalen Kontakt- und Informationsstelle zur Unterstützung von Selbsthilfegruppen NAKOS: http://www.nakos.de/informationen/basiswissen/ - letzter Zugriff 1.5.2015). NAKOS unterscheidet dabei individuelle von gemeinschaftlicher Selbsthilfe.

In dieser Arbeit wird „Selbsthilfe" gleichgesetzt mit der Definition gemeinschaftlicher Selbsthilfe der NAKOS: „Bei der gemeinschaftlichen Selbsthilfe schließen sich Menschen mit gleicher Problembetroffenheit außerhalb ihrer alltäglichen Beziehungen (wie zum Beispiel in der Familie) zusammen, um sich gegenseitig zu helfen."
(http://www.nakos.de/informationen/basiswissen/ - letzter Zugriff 1.5.2015).

Bernhard Borgetto (2007) erforscht Wirkungen und Nutzen von Selbsthilfegruppen. Die bedeutenden Dimensionen der Kommunikation im Selbsthilfekontext sind nach ihm „Erfahrungsaustausch, Informationsvermittlung, Verbalisierung von Gefühlen und das zweckfreie Gespräch" (Borgetto 2007: 6.e1).

Nach Jürgen Matzat erhöht die soziale Unterstützung in Selbsthilfegruppen „die Wahrscheinlichkeit von gesundheitsförderlichem Verhalten und reduziert gesundheitsschädliches Verhalten. Sie fördert die Inanspruchnahme von Hilfe, stärkt das Gefühl von Selbstwirksamkeit und günstiges Copingverhalten" (Matzat 2012:486).
Hingegen führt fehlende soziale Unterstützung zu chronischem Stress, einem Risikofaktor für psychische Gesundheit. Wirkfaktoren von Selbsthilfegruppen sind Modelllernen, Selbsterforschung, gegenseitige emotionale Unterstützung, Verbreiterung der individuellen Wissensbasis und Aufarbeitung der Vergangenheit.

Eine wichtige Funktion hat nach Matzat auch die gemeinsame Freizeitgestaltung. Gemeinsame Aktivitäten „holen die Betroffenen aus ihrer Isolation." (ebd.). Gerade, wenn Personen psychisch erkrankt oder beeinträchtigt sind, ziehen sie sich nach Matzat mehr aus der Gesellschaft zurück, als es aufgrund der organischen Erkrankung begründet wäre: "Scham und Verunsicherung über verbliebene Fähigkeiten spielen eine ebenso große Rolle wie die Befürchtung, anderen zur Last zu fallen, Depression und Verzweiflung." (ebd.).

Seit den Anfängen der Selbsthilfe in Gruppen, wie sie von Horst-Eberhard Richter (1972) und Lukas Moeller (1978) initiiert wurden, hat sich die Selbsthilfe im deutschen Sprachraum von professioneller (ursprünglich ärztlicher) Leitung emanzipiert und institutionalisiert. Jürgen Matzat (2012) geht im Lehrbuch für Gruppenpsychotherapie von 100.000 Selbsthilfegruppen mit ca. 3 Mio Mitgliedern in Deutschland aus. 75% davon sind dem Gesundheitsbereich zuzuordnen. Damit liegt Deutschland in der Pro-Kopf-Quote an der Spitze, gefolgt von Österreich und der Schweiz und danach Belgien, Skandinavien, England (Matzat 2012:480).

Selbsthilfegruppen für Menschen mit einer chronischen Erkrankung haben spezifische Ziele. Man erwartet sich nicht die Genesung, sondern „vor allem eine psychische Stabilisierung und soziale Betreuung der Patienten, um die eklatanten Mängel unseres Medizinsystems an dieser Stelle zu kompensieren, eine bessere Krankheitsbewältigung und soziale Integration" (ebd.:483).

Anders als zum Beispiel die Gruppen der Anonymen Alkoholiker setzen sich Selbsthilfeorganisationen von körperlich kranken oder behinderten Personen auch in der Öffentlichkeit für ihre Ziele ein.

Die größte Selbsthilfeorganisation von Menschen mit Demenz ist die Alzheimer's Disease International (ADI), die 1984 in England gegründet wurde. Sie vertritt als Dachorganisation die Interessensverbände aus über hundert Staaten. In offizieller Zusammenarbeit mit der World Health Organization (WHO) ist die ADI auch Träger der Alzheimer University und promotet u.a. den September als Welt-Alzheimermonat, besonders den 21. September als Welt-Alzheimer-Tag (http://www.alz.co.uk/, letzter Zugriff 1.5.2015). Die österreichische Selbsthilfegruppe „Alzheimer Austria" ist Mitglied der ADI (http://www.alzheimer-selbsthilfe.at/ - letzter Zugriff 1.5.2015).

Empowerment und Selbstvertretung sind nach Theunissen Prinzipien der Lebensweltorientierung, ebenso wie auch Inklusion. Dies spiegelt sich auch in der engen Verknüpfung von Inklusion und Selbstbestimmung wieder, wie sie von der Behindertenrechtskonvention gefordert ist. Zugehörigkeit und „Eingeschlossensein" in soziale Zusammenhänge wird mit dem Prinzip der Autonomie bzw. persönlichen Freiheit verknüpft, damit nicht einseitige Anpassungen an Systemzwänge abverlangt oder erzwungen werden. Dies beschränkt sich nicht auf die familiäre Zugehörigkeit, sondern bezieht sich nach der Behindertenrechtskonvention auf die unmittelbare Zugehörigkeit jeder Person zur Gesellschaft.

"Diese Vorstellung gilt übrigens nicht nur für Menschen mit Behinderungen. Letztlich geht es um ein Leben in einer multikulturellen Gesellschaft, in der es die Verschiedenheit von Menschen und unterschiedliche Lebensformen in einem sozial verträglichen Ganzen zu respektieren gilt." (Theunissen 2012:85).

Selbstvertretung und das dafür grundlegende Empowerment der Zielgruppen sind Anliegen dieser hier vorliegenden Studie. Sie haben als forschungsethische Grundsätze das konkrete Forschungshandeln bestimmt.

3 Wissenschaftstheoretische und methodologische Grundlage: Die dokumentarische Methode nach Ralf Bohnsack

3.1 Rekonstruktive im Unterschied zu hypothesenprüfenden Verfahren

Ralf Bohnsack sieht sich in der Tradition von Karl Mannheim, dem Pionier der Kultur- und Wissenssoziologie in den 1920-er Jahren (vgl. Bohnsack 2014:11). Für Bohnsack ist die Unterscheidung von hypothesenprüfenden und hypothesengenerierenden Forschungsverfahren sinnvoll und begründbar, nicht aber die von quantitativen und qualitativen (vgl. ebd.:12), wie hier erläutert werden soll.

In der wissenschaftstheoretischen Begründung folgt er zunächst dem kritischen Rationalismus nach Karl Popper. Für diesen sind „All-Aussagen" nicht möglich, es gibt keine wahren, sondern nur "bewährte" Aussagen. Die Wissenschaft tastet sich von Hypothese zu Hypothese, indem sie ausschließt, was falsifiziert wurde.

Bereits in die Formulierung von Beobachtungen („Basis-„ oder „Protokollsätze") fließen theoretische Konstrukte ein. Dies lässt sich nach Popper zwar nicht umgehen, durch intersubjektiv nachvollziehbares Vorgehen lässt sich aber kritisch überprüfen, wie die „theoretischen Sätze", die Interpretationen, gebildet werden.

Ideal ist also die Überprüfbarkeit und diese entsteht durch die Dokumentation aller Elemente: die Fragen des Beobachters, die Antworten der Beobachteten, die Codierung und die Schlüsse. Überprüfbarkeit bedeutet in der Sozialforschung, dass der Forschungs- bzw. Erkenntnisprozess reproduziert werden kann.

Folgt man der naturwissenschaftlichen Forschungtradition, müssen die Rahmenbedingungen eines Experiments konstant gehalten werden, um hohe Vergleichbarkeit, Reliabilität, zu sichern. Daher muss die Kommunikation zwischen Forschern und Beforschten möglichst formalisiert, schematisiert oder standardisiert werden. Hypothesenprüfende Verfahren werden daher auch „standardisierte Verfahren" genannt.

An diesem Punkt schließt sich Bohnsack der Gegenposition gegen einen naturwissenschaftlich verstandenen Kritischen Rationalismus in den Sozialwissenschaften an. Diese entstand nicht nur aus der Forschungspraxis, sondern auch aus kommunikationstheoretischen und interaktionstheoretischen Überlegungen.

Wichtige Vorreiter waren beispielsweise die Chicagoer Schule bzw. der Symbolische Inter-aktionismus, die Ethnographie oder auch die Kulturanthropologie. Schließlich kritisierten auch Vertreter der Phänomenologie und Hermeneutik die einseitige Betonung der Reliabilität durch das naturwissenschaftlich geprägte Forschungsparadigma (vgl. Bohnsack 2014:20).

Die Kritik bezog sich hauptsächlich auf negative Effekte, die die Standardisierung für die Forschungskommunikation mit sich bringt. Durch die Orientierung an Reproduzierbarkeit werden vor allem die Kommunikationsmöglichkeiten der Beforschten beschnitten. Man relativiert damit aber die Validität, die Adäquatheit von Forschungsmethode und Gegenstand, "d.h., es wird infrage gestellt, dass die Methode ihrem Gegenstand, nämlich dem sozialen Handeln, der Kommunikation derjenigen adäquat ist, die Gegenstand der Forschung sind." (Bohnsack 2014:19).

Manche Kritik an der mangelnden Reproduzierbarkeit von Ergebnissen aus Gruppen-diskussionen führt Bohnsack aber schlicht auf eine Verwechslung von Prozesshaftigkeit mit Strukturlosigkeit zurück. So beantwortet Bohnsack beispielsweise die Kritik von Ute Volmberg (1977), die formuliert: „Eigene Erfahrungen mit Gruppendiskussionen haben jedoch erwiesen, daß ganze Gruppen durchaus mit einer anderen Auffassung zum Thema aus der Diskussion herausgehen können, als sie in die Diskussion hineingegangen sind ... Wenn infolge der Anwendung des Untersuchungsinstruments ‚Gruppendiskussion' Meinungen verändert bzw. erst gebildet werden, dann sind die Ergebnisse prinzipiell nicht reproduzierbar".
(Volmberg 1977:205 zitiert in Bohnsack 2014:112f).

Bohnsack stellt dar, dass durch die neueren Entwicklungen der rekonstruktiven Verfahren ein methodisch kontrolliertes, prozesshaftes Fremdverstehen möglich ist und bezieht sich dabei auf:
-   die objektive Hermeneutik, die die latenten Sinnstrukturen erkennbar macht,
-   das narrative Interview, das ein Instrumentarium für die Erfassung des Verlaufs, der Prozessstruktur bietet und schließlich
-   die dokumentarische Methode, die die kollektiven Orientierungsmuster freilegt. (Bohnsack 2014:112).

Bohnsack grenzt also nicht „quantitative" und „qualitative" Verfahren voneinander ab, sondern am naturwissenschaftlichen Paradigma orientierte von rekonstruktiven.

Erstere versuchen den Forschungsprozess, das „methodisch kontrollierte Fremdverstehen" möglichst stark vorzustrukturieren und zu standardisieren. Rekonstruktive Verfahren hingegen überlassen die Strukturierung weitgehend den Befragten. Sie sollen ihr Relevanzsystem entfalten können. "Methodische Kontrolle bedeutet hier also Kontrolle über die Unterschiede der Sprache von Forschenden und Erforschten, über die Differenzen ihrer Interpretationsrahmen, ihrer Relevanzsysteme. Und diese Kontrolle gelingt nur, wenn ich den Erforschten Gelegenheit gebe, ihr Relevanzsystem zu entfalten, und dann darauf aufbauend – rekonstruierend – mir die Unterschiede der Interpretationsrahmen vergegenwärtige." (Bohnsack 2014:22).

Bohnsack grenzt sich weiters vom Kritischen Rationalismus insofern ab, als Karl Popper die Frage nach einer Methode der Theoriegenerierung ausklammert. Hintergrund ist das wissenschaftstheoretische Induktionsproblem, das sich nach Popper nicht auflösen lässt, der Zusammenhang von Basis- und theoretischen Sätzen.

Bohnsack folgt in diesem Punkt dem Ansatz von Glaser/Strauss. „Diese fordern, dass der gesamte Forschungsprozess an der Theoriegenerierung orientiert sein soll, nicht an der Theorieüberprüfung. Dies u.a. deshalb, weil eine überholte oder ungeeignete Theorie nur durch eine alternative, an demselben Gegenstand entwickelte oder generierte Theorie überwunden werden kann, nicht aber durch Falsifikation. Wissenschaftlicher Fortschritt ist nur durch Theoriegenerierung möglich." (Bohnsack 2014:29).

Steht die Theoriegenerierung im Mittelpunkt, dann muss reflektiert herausgearbeitet werden, wie es zu neuen Kategorien bzw. Typen kommt. Die dokumentarische Methode folgt weitgehend der von Glaser/Strauss beschriebenen komparativen Analyse (vgl. ebd.:32). "Die Bedeutung der komparativen Analyse ist vor allem darin zu sehen, dass sie eine Erkenntnisgenerierung im Sinne einer Typenbildung, d.h. einer Generierung und Spezifizierung (genereller) Typen zugleich mit der methodischen Kontrolle des Vorwissens ermöglicht." (ebd.:218).

Der Weg der dokumentarischen Methode ist es dabei, aus den Äußerungen der Erforschten deren Vergleichshorizonte und implizites Wissen bzw. Orientierungen zu erarbeiten. Die Ergebnisse sind schließlich die erarbeiteten Kategorien, nach Bohnsack: Typen. Sie bleiben aspekthaft, denn sie sind an bestimmte Dimensionen der Analyse gebunden.

Die sozialwissenschaftlichen Gütekriterien sind in der dokumentarischen Methode wie folgt zu sichern:

- Zuverlässigkeit entsteht durch intersubjektive Überprüfbarkeit des Forschungs- bzw. Erkenntnisprozesses, nicht durch Reproduzierbarkeit des Ergebnisses.
- Gültigkeit wird davon bestimmt, ob die Verfahrensweise dem Gegenstand angemessen/adäquat ist. "Im Unterschied zu den standardisierten Verfahren steht im Bereich der rekonstruktiven Sozialforschung die Zuverlässigkeit allerdings strikt im Dienste der Gültigkeit." (Bohnsack 2014:198).
- Generalisierbarkeit entsteht, wenn die Aspekthaftigkeit der Typen und der zugrunde liegenden Dimensionen methodisch kontrolliert und nachvollziehbar und im Vergleich mit anderen empirischen Befunden angereichert sind.

3.2 Methodologie der dokumentarischen Methode

Ralf Bohnsack orientiert die dokumentarische Methode an zwei Prinzipien (Bohnsack 2014:23):

- Prinzip der Kommunikation: Nur durch Kommunikation können die Forschenden an relevante Daten kommen, sie müssen sich auf das Kommunikationssystem der Beforschten einlassen.
- Prinzip der Offenheit (nach Christa Hoffmann-Riem (1980): Die theoretische Strukturierung des Forschungsgegenstandes soll erst erarbeitet werden, wenn sich herausgestellt hat, wie die Beforschten den Gegenstand strukturieren.

Diese Grundsätze wirken sich auf den Forschungsprozess aus. Zunächst werden im Literaturstudium nur formalsoziologische Rahmenkategorien erarbeitet. Im Fall der hier vorliegenden Studie war es beispielsweise relevant, Rahmeninformation zur Definition von Demenz und zur Kategorisierung der Zielgruppen Betroffene bzw. Hauptbezugsperson zu finden.

Am Ende des Forschungsprozesses werden dann die in der Interpretation erarbeiteten Kategorien mit anderen Ergebnissen verglichen. "In einen derart verstandenen Forschungsprozess werden gegenstandsbezogene theoretische Kategorien (also die Ergebnisse anderer empirischer Untersuchungen und theoretischer Überlegungen) erst am Ende einbezogen: Die Auseinandersetzung mit ihnen wird auf der Grundlage der in der jeweiligen empirischen Untersuchung generierten Typen oder theoretischen Kategorien geführt." (Bohnsack 2014:88).

Wie werden die Theorien in der dokumentarischen Methode generiert? Als rekonstruktives Verfahren legt die dokumentarische Methode das Augenmerk auf zwei Arten von Erfahrung:

- Die Alltagserfahrung ist nach Mannheim der Bereich des vortheoretischen bzw. atheoretischen, unreflektierten Handelns. Die darin enthaltenen sinnhaften Strukturen sind für die Wissenschaftler Konstruktionen ersten Grades. „Diese muss der Sozialwissenschaftler zunächst – ehe er selbst konstruiert und Methoden entwickelt – rekonstruieren." (ebd:26).
- Die sozialwissenschaftliche Erfahrung, ihre Interpretationen und Kategorien sind Konstruktionen zweiten Grades.

Was bedeutet die Rekonstruktion der Alltagserfahrung für die Ergebnisse der Befragung? Die Äußerungen der InterviewteilnehmerInnen werden im Licht der dokumentarischen Methode nicht als Aussagen über das reale Geschehen gewertet. Ob sie wahr sind oder nicht, ist für die Forschenden nicht relevant, ihr „Geltungscharakter" wird nach Bohnsack „eingeklammert" (vgl. auch Kapitel 5.3). Den Äußerungen kann jedoch entnommen werden, wie die Ereignisse von den Personen verarbeitet wurden, wie sie ihre Realität konstruieren (vgl. Nohl 2012:23).

Dabei bietet das Gruppeninterview im Vergleich mit dem Einzelinterview die Möglichkeit, den „modus operandi" auch in der Interaktion der Gruppenmitglieder zu beobachten. Die Gruppe selbst aktualisiert im Gesprächsprozess die sie kennzeichnenden Orientierungen und Denkmuster.

In diesem Zusammenhang ist das Konzept des „konjunktiven Erfahrungsraums" nach Mannheim relevant, der die Äußerungen der Einzelnen in ihren jeweiligen sozialen und historischen Kontext eingebettet sieht. „Das menschliche Denken konstituiert sich nicht freischwebend im sozial freien Raume, sondern ist im Gegenteil stets an einen bestimmten Ort in diesem verwurzelt. Diese Verwurzelung wird aber keineswegs als eine Fehlerquelle betrachtet werden dürfen." (Mannheim 1929; 1952:53).".

Personen, die über gemeinsame Erlebnisse miteinander verbunden sind, bilden einen „konjunktiven Erfahrungsraum", in dem sie sich unmittelbar, intuitiv verstehen. Innerhalb dieses konjunktiven Erfahrungsraums vollzieht sich in der Interviewsituation die kommunikativ-interaktionell hergestellte Beziehung (vgl. Bohnsack 2014:61). Dabei kommt es nicht darauf an, dass die Personen sich kennen oder in einer sogenannten „natürlichen" Gruppe leben, sondern, dass sie eine gewisse gemeinsame "Erlebnisschichtung" haben (vgl. ebd.:113).

Es ist der Forschungsgegenstand, der die Verbindung der Individuen ermöglicht (vgl. ebd.:129), im Fall dieser Studie die Demenzerkrankung.

Die dokumentarische Methode geht in der Tradition der Hermeneutik von zweierlei Arten des Verstehens aus: Zunächst das Verstehen des immanenten Sinns, des Inhalts der Aussagen. Dieser Art von Verstehen entspricht der erste Interpretationsschritt, der „formulierenden" Interpretation. Im Weiteren aber geht es um das Herausarbeiten des für den Einzelnen oder das Kollektiv kennzeichnenden „modus operandi". Das geschieht in der reflektierenden Interpretation.

So interessiert in der vorliegenden Studie das kommunikative Wissen: Was heißt Demenz? Noch mehr natürlich das konjunktive Wissen: Was bedeutet Demenz für die Mitglieder dieses Erfahrungsraums? (vgl. Bohnsack et al. 2010:12)

Der/die Forschende analysiert also die Inhalte, die Form in der sie geäußert werden (Textsorten-Trennung) und die entstehende Diskursorganisation der Gruppe. „Auf dem Wege einer Rekonstruktion fremden Sinns von dessen Zentren her gelingt es dem Forscher, das Verhaftetsein an, den Zentrismus um die Normalitätsmuster der eigenen Kultur, des eigenen Milieus soweit zu überwinden, dass die eigenen Normalitätshorizonte relativiert werden können – seien diese nun alltagswirklich oder (soziologisch-) theoretisch verankert oder beides." (ebd.:88).

Hierin grenzt sich Bohnsack von der Objektiven Hermeneutik nach Oeverman und den darauf beruhenden narrativen (biografischen) Interviews nach Fritz Schütze ab. Bohnsack verzichtet darauf, die gefundenen Konstrukte mit explizit gemachten eigenen „Normalitätsvorstellungen" der Forschenden zu vergleichen, „richtiges Lob" oder „richtiges Gespräch" zum Beispiel. Die Bezugsgröße für den Vergleich sind andere Gruppen bzw. empirische Befunde, nicht Vorstellungen des Forschers (vgl. ebd.:88).

Für Bohnsack geht es in der sozialwissenschaftlichen Forschung eben nicht darum, Abweichungen zur „Normalität" zu finden, sondern um das Begreifen einer andersartigen Normalität. Das Fremde wird als milieugebundene Normalität betrachtet, „die aus einer anders gearteten existentiellen oder erlebnismäßigen Verankerung resultiert." (ebd.:87).

Wichtig ist die Haltung der Distanz der Interpretierenden. Sie müssen einerseits in der Lage sein „die Erlebnisprozesse derjenigen, die Gegenstand der Forschung sind, erlebnismäßig nachzuvollziehen", müssen diese Erlebnisse aber auch objektivieren und zu Einstellungen kommen können, die unterschiedlich sind von denen der Teilnehmenden („Einklammerung des Geltungscharakters") (ebd.:133).

4 Gruppeninterviews mit Betroffenen und Angehörigen

4.1 Grundlegende Entscheidungen

Mit den Kooperationspartnern Caritas Socialis als Initiatorin des Netzwerks demenzfreundlicher dritter Bezirk und Alzheimer Austria sind zwei Zielperspektiven vereinbart worden:

- Die Arbeit gibt dem Netzwerk Hinweise für eine Weiterentwicklung der Versorgungsangebote im dritten Wiener Gemeindebezirk für Menschen in der frühen Phase nach der Demenz-Diagnose und deren Hauptbezugspersonen.
- Die Arbeit fördert eine künftige Selbstvertretung von Menschen mit Demenz in Österreich.

Vor dem Hintergrund dieser Zielsetzung war eine Befragungsmethode zu wählen, die die Bereitschaft und Wahrscheinlichkeit einer Vernetzung untereinander fördert. Damit Betroffene wie auch Hauptbezugspersonen die Möglichkeit bekommen, sich vielleicht erstmals mit Personen in einer ähnlichen Situation auszutauschen, wurden qualitative Gruppeninterviews gewählt. Den entsprechenden Rahmen zur Rekonstruktion der individuellen und gemeinsamen Sicht bot die dokumentarische Methode nach Bohnsack.

Die zentrale Forschungsfrage lautete: „Wie kann Vernetzung Personen mit Demenz im Frühstadium und ihre Hauptbezugspersonen unterstützen?". Sie wurde auf vier Kontexte der Vernetzung umgelegt:

- Kontakte im engsten Umfeld
- Aktivitäten in einem weiteren Umfeld (Soziale Kontakte, Alltag, Urlaub, Freizeit)
- Professionelle Unterstützung
- Personen, die Ähnliches erlebt haben

Zu diesen vier Kontexten sollte die Subjektsicht, nämlich die zentralen Orientierungen der befragten Personen rekonstruiert werden, die sie aufgrund ihrer Erfahrungen und Informationen sowie ihrer Bedürfnisse und Lebensvorstellungen entwickelt haben.

Hauptbezugspersonen und Betroffene wurden aus zwei Gründen getrennt voneinander befragt: Im Vordergrund stand die Interaktion mit Menschen in ähnlicher Situation, nicht die Interaktion von Betroffenen und Bezugspersonen miteinander. Aus der Beratungserfahrung von Alzheimer Austria war bekannt, dass vor allem emotional belastende Themen von jeder Seite eher vermieden werden, wenn Personen der anderen Seite anwesend sind. Um den Fallvergleich zu ermöglichen wurden mehrere Gruppeninterviews pro Zielgruppe organisiert:

Abb. 2: Überblick Interviewgruppen und Zeitpunkt

		Zeitpunkt	Anzahl Personen
Hauptbezugspersonen	Gruppe A1	23.10.2014	6 (4 w, 2 m)
bzw. Angehörige	Gruppe A2	30.10.2014	4 (4 w)
	Gruppe B1	24.10.2014	2 (2 w)
Betroffene	Gruppe B2	31.10.2014	2 (2 m)
	Gruppe B3	11.11.2014	2 (1 w, 1 m)

Handlungsleitend waren auch die von der weltweit führenden Aktivistengruppe von Menschen mit Demenz, der Scottish Dementia Working Group, ausgearbeiteten Prinzipien der Involvierung von Menschen mit Demenz in Forschung (vgl. The Scottish Dementia Working Group, Research Sub-group 2014). Diese betonen beispielsweise die Achtung der emotionalen Sicherheit der Betroffenen, das Verwenden von verständlicher Sprache, den empathischen, wertschätzenden und nicht bestimmenden Umgang mit den Personen, entsprechende Pausen, durchgängige Information über Anlass und Ergebnis der Forschung und den persönlichen Gewinn für die Befragten (vgl. Kap. 4.6).

4.2 Feldzugang

In Kooperation mit Alzheimer Austria und der Caritas Socialis erstellte die Interviewerin je ein angepasstes Informationsblatt für Betroffene und für Hauptbezugspersonen. Diese „Einladung zum Gruppengespräch" informierte über das Vorhaben, die Einbettung in das Netzwerk demenzfreundlicher dritter Bezirk und stellte auch den Nutzen dar, den die Befragten aus dem Gruppeninterview ziehen könnten. Die Interviewerin lud darin zur Kontaktaufnahme per Telefon oder Mail ein. (s. Anhang 1). Helga Rohra, die bekannte Aktivistin, Preisträgerin und Betroffene von Demenz, war bereit, die Befragung als Projektpatin zu unterstützen. Zum Zeitpunkt der ersten Informationsphase war sie mehrfach in österreichischen Medien präsent und daher besonders geeignet, dem Vorhaben ein vertrauenerweckendes „Gesicht" zu geben.

In der ersten Phase von Anfang Juli bis Ende September 2014 wurden folgende Informations-
aktivitäten gesetzt:

- Persönliche Kontaktaufnahme (Mail, Telefon, teilweise Besuch) mit den LeiterInnen von
  neun spezialisierten Kliniken bzw. Gesundheitseinrichtungen in Wien, senden von
  Informationen und Einladungen zum Gruppeninterview
- Persönliche Kontaktaufnahme mit den Seniorenclubs und dem Nachbarschaftszentrum im
  Bezirk, welters auch mit der Interessensgemeinschaft Pflegende Angehörige
- Zusendung von Informationen und Einladungen an die Vernetzungspartner im dritten Bezirk
- Besuch aller niedergelassenen Fachärzte für Neurologie und Psychiatrie sowie der
  Allgemeinmediziner im dritten Bezirk, bei Nichtantreffen wurden Information und
  Einladungen zum Gruppeninterview hinterlassen
- Teilnahme am ersten Marktplatz für einen demenzfreundlichen dritten Bezirk im
  September 2014 mit einem Informationsstand (Plakat s. Abb. 3)
- Artikel im Bezirksblatt
- Information im Rahmen des „Alzheimer-Cafés" und bei Vorträgen zum Thema Demenz

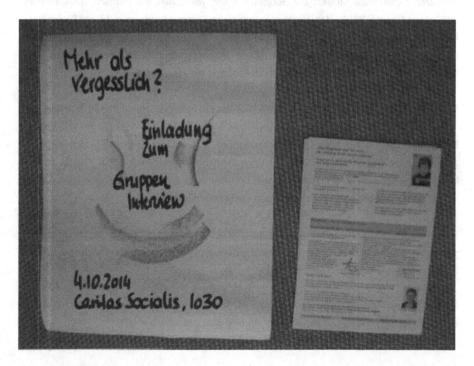

Abb.3: Plakat und Einladung beim ersten Marktplatz „Demenzfreundlicher dritter Bezirk"

27

In der ersten Phase der Akquisition wurde versucht, Personen aus dem dritten Wiener Bezirk zu involvieren. Als sich bis Ende September 2014 nicht genügend Personen meldeten, wurde der Einzugsbereich auf Wien und Umgebung erweitert.

In der zweiten Akquisitionsphase im Oktober und November 2014 kontaktierte die Interviewerin weitere Organisationen außerhalb des dritten Bezirks: die Angehörigenberatung der Caritas der Erzdiözese Wien, weitere Krankenhäuser mit spezialisierten Abteilungen, freiberufliche DemenzberaterInnen, Pflegeleitungen von Pflegeheimen. Dies führte schließlich zu einer ausreichenden Zahl an Kontakten.

4.3 Auswahl und Zusammensetzung der InterviewpartnerInnen

Der Diagnoseprozess für Menschen mit Demenz ist aufwändig. Er wird oft erst angegangen, wenn die Betroffenen bereits stark beunruhigt sind von kognitiven Beeinträchtigungen. Daher definieren bedeutende Studien zur Subjektsicht von Menschen mit Demenz (Langehennig 2006, Lenz/Sperga 2012), das Vorhandensein einer Demenzdiagnose nicht als Einschluss-kriterium. Nach Langehennig beginnt das soziale Frühstadium der Demenz lange vor der Diagnose und ist gekennzeichnet von einem Wechsel von Bewältigungsprozessen und Entgleisungen, von Ängsten und zunehmender sozialer Isolation.

In Anlehnung daran wurden in dieser Studie folgende Ein- und Ausschlusskriterien definiert:

Betroffene: Die Person hat eine Demenzdiagnose, ist im Diagnoseprozess oder vermutet zumindest eine Demenzerkrankung. Liegt keine Demenzdiagnose vor, gibt die Person an, seit längerer Zeit bedeutende Probleme mit dem Gedächtnis zu haben, die bedingen, dass sie für die Alltagsbewältigung Hilfe von anderen beanspruchen muss.

Hauptbezugspersonen: Die Person beschreibt sich als verantwortlich für die Lebens-gestaltung der erkrankten Person. Sie erlebt oder erlebte gravierende Veränderungen in der Gestaltung des Alltags durch die Erkrankung.

Die Interviewerin überprüfte die Kriterien im telefonischen oder persönlichen Gespräch. Sie bot auch Hilfe für die Bewältigung der An- oder Abreise zum Interview an.

Insgesamt wurden 16 Personen befragt: Zehn Hauptbezugspersonen (acht weiblich, zwei männlich) und sechs Personen mit Gedächtnisstörungen / Demenz (drei weiblich, drei männlich). Die Befragten füllten Statistikblätter aus und unterzeichneten die vorab besprochene Einverständniserklärung zur Tonaufzeichnung.

Alle Hauptbezugspersonen sind PartnerInnen/GattInnen oder Kinder/Schwiegerkinder einer erkrankten Person. Im Folgenden werden sie daher als Angehörige bezeichnet. Die beiden Gruppengespräche mit Angehörigen unterschieden sich deutlich in der Zusammensetzung der Personen:

Zum ersten Termin A1 kamen sechs Angehörige, von denen fünf langjährige Erfahrung haben in der Betreuung und Pflege ihres demenzkranken Partners, der zum Zeitpunkt des Interviews auch nicht mehr in der gemeinsamen Wohnung lebte. Eine Person ist sechs Monate vor dem Interview verstorben, die anderen wohnen mittlerweile in einer Pflegeeinrichtung. Die Gruppe A1 wird daher im Folgenden auch als „Erfahrene Angehörige" bezeichnet.

Am zweiten Termin nahmen vier Frauen teil, deren Angehöriger zum Zeitpunkt des Interviews in einem leichten oder mittleren Stadium der Demenz erkrankt ist und zuhause wohnt. Zum Unterschied von Gruppe A1 haben sie noch viele offene Fragen zum Umgang mit der erkrankten Person und zur Bewältigung des Alltags. Im Folgenden wird die Gruppe A2 auch „Suchende Angehörige" genannt.

Abb. 4: Überblick interviewte Angehörige

Name maskiert[1]	Verhältnis zur erkrankten Person	Lebenssituation der erkrankten Person	Alter (Jahrzehnt)
Gruppe A1 „Erfahrene Angehörige"			
Herr Auer	Gatte	Frau verstorben	70+
Frau Berger	Gattin	Mann im Pflegeheim	70+
Frau Conrad	(Schwieger-)Tochter; Gattin von Herm Conrad	Mutter und Schwiegermutter im Pflegeheim	60+
Herr Conrad	(Schwieger-)Sohn, Gatte von Frau Conrad	Mutter und Schwiegermutter im Pflegeheim	60+
Frau Dulisz	Tochter	Mutter allein zuhause lebend	60+
Frau Eibner	Gattin	Mann im Pflegeheim	60+
Gruppe A2 „Suchende Angehörige"			
Frau Freund	Gattin von Herm Freund	Mann im selben Haushalt	60+
Frau Hoffman jr.	Tochter von Herm Hoffman	Vater nicht im selben Haushalt	50+
Frau Hoffman sen.	Gattin von Herrn Hoff man	Mann im selben Haushalt	70+
Frau Kopf	Gattin	Mann im selben Haushalt	50+

Sechs Personen mit Gedächtnisstörungen bzw. beginnender Demenz wurden befragt.

---

[1] Die Maskierung der Namen folgt der dokumentarischen Methode. Sie dient einerseits der Anonymisierung, andererseits soll sie es erleichtern, die Personen im Text zu unterscheiden (vgl. Schittenhelm 2010:97).

Abb. 5: Überblick interviewte Betroffene

Name maskiert[2]	Lebenssituation	Alter (Jahrzehnt)
Gruppe B1 „Betroffene Damen"		
Frau Liebig	Allein wohnend	80+
Frau Melxner	Mit Lebenspartner wohnend	60+
Gruppe B2 „Betroffene Herren"		
Herr Freund	Mit Gattin wohnend	70+
Herr Hoffman	Mit Gattin wohnend	80+
Gruppe B3 „Betroffene im Pflegeheim"		
Frau Neuner	Verwitwet, wohnt im Pflegeheim	80+
Herr Orth	Verheiratet, wohnt im Pflegeheim, Gattin wohnt nicht im Heim	80+

Aus der Zusammensetzung der Zielgruppe ist erkennbar, an welchen Punkten die Einschränkungen dieser Studie festgemacht werden können:

1. Es ist nicht gelungen, dass Personen, die allein und ohne familiäre Unterstützung leben, an der Studie teilnehmen. Da die Anzahl der Singlehaushalte aber weiter steigt, liegt hier ein wichtiges Feld für weitere Studien: Wie ist die Subjektsicht dieser Personen? Welche Orientierungen im Hinblick auf Vernetzung entwickeln sie?

2. Die finanzielle Situation der TeilnehmerInnen ist nicht erhoben worden. Menschen aus sozial benachteiligten Milieus sind nicht eindeutig erkennbar. Ihre Perspektive wird daher in dieser Studie nicht abgebildet. Ergänzend wäre daher auf Forschungen wie die Berliner Altersstudie zurück zu greifen, die zum Beispiel auf die speziellen Bedarfe von Menschen mit Migrationshintergrund fokussiert (Deutsches Bundesministerium für Familie, Senioren, Frauen und Jugend (Hg.) 2008).

---

[2] Die Maskierung der Namen folgt der dokumentarischen Methode. Sie dient einerseits der Anonymisierung, andererseits soll sie es erleichtern, die Personen im Text zu unterscheiden (vgl. Schittenhelm 2010:97).

4.4 Interviewsituation

Die ersten vier Interviews A1, A2 und B1, B2 fanden nach Dienstschluss in den Räumen des Tageszentrums der Caritas Socialis, 1030 Wien, statt. Das fünfte Interview wurde im Pflegeheim der Kreuzschwestern in Laxenburg, Niederösterreich, geführt, wo die Interviewten wohnen.

Für jedes Gruppengespräch waren ca. 2 Stunden vorgesehen, unterbrochen durch eine etwa halbstündige Pause, in der ein Imbiss angeboten wurde. Die Organisation Caritas Socialis hatte Getränke und Brötchen vorbereitet. Im Pflegeheim war kein Imbiss vorbereitet, das Gespräch dauerte ohne Pause 75 Minuten.

Externe Störungen kamen nicht vor. Im Interview A1 zeigte ein Handy an, dass ein Parkschein abläuft, was aber nicht zu einer Unterbrechung führte. Alle Personen blieben bis zum Schluss aktiv im Gespräch.

In den ersten vier Gesprächen stand der Interviewerin eine Assistentin zur Seite mit folgenden Aufgaben:
- Sorgt für Wohlergehen der Interviewpartner; kann mit einer Person hinausgehen, wenn jemand eine Pause braucht
- Beobachtet Gesprächsverteilung und Verhalten der Befragten und gibt der Interviewerin Feedback
- Reflektiert mit der Interviewerin Ablauf, Vorgehen und Besonderheiten im Anschluss

Die beiden Assistentinnen sind im Umgang mit Menschen mit Demenz geschult und erfahren. Ihr beruflicher Hintergrund ist das Gesundheitswesen bzw. die Arbeit mit Menschen mit Demenz.

Die Interviews wurden elektronisch aufgezeichnet und Wave-Dateien erstellt. Nach den Interviews wurden besondere Beobachtungen gemeinsam mit der jeweiligen Assistentin reflektiert und in einem Postskriptum dokumentiert.

4.5 Durchführung der Gruppeninterviews mit der dokumentarischen Methode

Bei der Durchführung orientierte sich die Interviewerin an den Grundsätzen der dokumentarischen Methode: "Bei der Durchführung von Gruppendiskussionen stehen Forscher und Forscherin vor der – in gewissem Sinne paradoxen – Aufgabe, einen Diskurs (denjenigen der Erforschten untereinander) zu initiieren, ohne diesen nachhaltig zu strukturieren. Das heißt, die Diskussionsleitung sollte – zumindest in der ersten, der Hauptphase der Diskussion – in das kommunikative „Regelsystem" und das Relevanzsystem der Gruppe nur insoweit eingreifen, als dies dazu dient, den Diskurs der Erforschten untereinander in Gang zu bringen bzw. zu halten, d.h. Selbstläufigkeit zu initiieren und zu bewahren." (Bohnsack 2014:226)

So war das Interview nur grob vorstrukturiert, lediglich im Nachfrageteil war ein differenziertes Nachfragen nach offenen Punkten zur Forschungsfrage vorgesehen:

Abb. 6: Interviewleitfaden

Vor dem Gespräch	Persönliches Begrüßen, Getränke anbieten Statistikblätter ausgeben
1. Orientierung und Information	Vorstellen des Projekts: Ziele, Zielgruppen, Verantwortliche Vorstellen der Interviewerin und Assistentin Informationen zum Ablauf und zur Aufzeichnung
2. Themeneinstieg und Vorstellen d. Personen	Was hat Sie bewegt, an diesem Interview und Forschungsprojekt teilzunehmen?
3. Erzählgenerierende Einstiegsfrage	**Was hat sich in meinem Leben verändert durch die Vergesslichkeit?**
4. Exmanenter Nachfrageteil	Wie veränderte sich der **Kontakt im engsten Umfeld**? Wie haben sich die **Aktivitäten in einem weiteren Umfeld** verändert? Welche **professionelle Unterstützung** oder Hilfe haben sie kontaktiert? Was haben Sie dabei erlebt? Was ist hilfreich? Was fehlt Ihnen? (Hilfen auf Kärtchen visualisieren) Welchen Kontakt mit **Personen in einer ähnlichen Situation** haben Sie? Inwiefern erleben Sie das als hilfreich? Was könnte das Ihnen ermöglichen?

5. Abschluss und Ausblick	Möchten Sie noch etwas mitteilen, das in den bisherigen Fragen nicht angesprochen wurde? Rückblick auf das heutige Gespräch: Was war für Sie heute wichtig? Was können Sie für Ihren nächsten Tag mitnehmen? Information über mögliches Zusenden des Abschlussberichts Hinweisen auf Alzheimer Austria, Infoblatt mitgeben

Die Aufzeichnung startete nach der Orientierungsphase und spätestens vor der Einladung zur Kennenlernrunde.

Der Leitfaden wurde einem Pretest mit den Assistentinnen unterzogen.

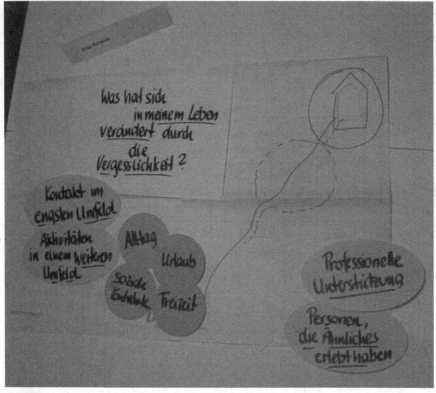

Abb. 7: Visualisierungsmittel

4.6 Berücksichtigung der Besonderheiten der Zielgruppe

Die Kommunikationsmöglichkeiten von Menschen mit Demenz sind durch die Krankheit verändert. Dies galt es bei der Konzipierung der Interviews zu berücksichtigen. Gunzelmann/Oswald (2005:126f) benennen zum Beispiel folgende Sprachauffälligkeiten: Roten Faden verlieren; kürzere, wenig komplexe, häufig abgebrochene Sätze; Probleme beim Benennen von Gegenständen; semantisch assoziierte Antworten (zum Kochen statt Kochlöffel), Einschränkungen der Wortflüssigkeit.

Auch Prinzipien für die Involvierung von Menschen mit Demenz in Forschung (The Scottish Dementia Working Group, Research Sub-group 2014) wurden bei der Gestaltung der Interviewsituation angewendet. Sie fordern zum Beispiel, folgende Besonderheiten der Zielgruppe zu beachten:

- Emotionale Betroffenheit, Stress
- Hohes Redebedürfnis, Müdigkeit, vor allem bei Angehörigen
- Kurzzeitgedächtnis eingeschränkt, assoziatives Sprechen, roten Faden verlieren, vor allem bei Personen mit Gedächtnisstörungen
- Evt. Hörprobleme

Daher wurde die dokumentarische Methode in folgenden Punkten adaptiert:

- Einnehmen einer minimalen Moderationsfunktion, damit alle Personen zu Wort kommen, vor allem im Nachfrageteil.
- Vorsichtiges Unterstützen der Personen, vor allem wenn sie assoziativ den Faden verlieren oder Wortfindungsstörungen haben.
- Bei letzteren auf den Sinn des Satzes achten, sich nicht von einzelnen Worten irritieren lassen.
- Visualisierung: Die Eingangsfrage sowie auch die Themen im Nachfrageteil auf Kärtchen visualisieren und auf den Tisch legen, damit sie leichter erinnert werden.
- Namenskärtchen einsetzen.
- Im Nachfrageteil auch Antworten zum Thema „Professionelle Unterstützung" auf Kärtchen visualisieren
- Ressourcenorientierte und wertschätzende Haltung bei der Gesprächsführung, um der besonderen Verletzlichkeit der Personen Rechnung zu tragen.

Zur Visualisierung wurde eine Lebenslinie auf ein Plakat auf dem Tisch gezeichnet. Wenn die jeweilige Frage gestellt wurde, wurde sie auch auf Kärtchen am Tisch aufgelegt.

4.7 Merkmale der Gruppeninterviews

Folgende Prinzipien der Durchführung von Gruppeninterviews gemäß Bohnsack (2104:226ff) konnten in dieser Zielgruppe sehr gut angewendet werden:

Adressat ist die Gruppe: Die Interviewerin adressierte in der Regel die ganze Gruppe, nicht einzelne Personen. In einzelnen Passagen, vor allem in den Zweiergesprächen der Betroffenen, gab die Interviewerin das Wort an eine andere Person weiter. Dies war dann sinnvoll, wenn Einzelne durch die lange Redezeit von Anderen bereits sichtbar ermüdeten oder sich schon länger zu Wort melden wollten.

Demonstrative Vagheit: Forschende demonstrieren nicht Fach- oder Feldkompetenz, sondern dass sie sich nicht auskennen. Sie laden dadurch ein, das Nicht-Wissen, die Fremdheit der Forschenden, auszugleichen.

Themen nicht Präpositionen: Forschende geben nicht vor, in welcher Richtung ein Thema bearbeitet werden soll.

Immanent vor exmanent: Die Selbstläufigkeit des Diskurses hat Vorrang, die Phase des Nachfragens beginnt erst später.

Die Angehörigen bezogen sich von Beginn an aufeinander. Bereits in der Vorstellrunde äußerten sie sich ausführlich und sprachen auch emotionale Themen an. Ihre Statements waren in der Regel lange, in einigen Fällen mehr als zehn Minuten. Die Interviewerin steuerte dann die Gespräche etwas stärker, als es von Bohnsack empfohlen wird.

Auch die Gespräche der Betroffenen waren von langen monologischen Phasen gekennzeichnet. Die Interaktion miteinander baute sich ebenfalls auf, allerdings waren die Beiträge länger parallelisiert auf die Interviewerin bezogen.

In allen Gruppen waren inhaltlich dichte Passagen nicht nur durch raschen Wechsel der Interaktionen gezeichnet, wie dies von Bohnsack angegeben wird. Besondere Aufmerksamkeit und ausgehaltene Pausen zeugten immer wieder von starker Betroffenheit und Mitfühlen der anderen Mitglieder.

5 Ergebnisse der Gruppeninterviews

5.1 Auswertungsschritte der dokumentarischen Methode (Bohnsack)

Interpretierende mit dokumentarischer Methode gehen nicht davon aus, „dass sie mehr wissen als die Akteure oder Akteurinnen, sondern davon, dass letztere selbst nicht wissen, was sie da eigentlich alles wissen, somit also über ein implizites Wissen verfügen, welches ihnen reflexiv nicht so ohne weiteres zugänglich ist" (Bohnsack 2007:11)

Dieses Wissen der AkteurInnen wird „rekonstruiert", dabei gehen die Forschenden schrittweise und reflexiv vor. Bohnsack (vgl. Bohnsack 2014:35) unterscheidet folgende „Stufen" der Interpretation:

a. Formulierende Interpretation: Tabellarisches Erfassen der Gesprächsverläufe, Auswahl der relevanten Themen / Passagen, Transkription dieser Passagen, Reformulieren des semantischen Gehalts der Passagen (Formulierende Feininterpretation).

b. Reflektierende Interpretation: Die Orientierungsrahmen, mit denen die Personen ihre Realität strukturieren, werden herausgearbeitet.

c. Diskursbeschreibung: Der Modus des Sprechens und Interaktionsmuster werden beschrieben. Dieser Schritt wird in dieser Arbeit gemeinsam mit Schritt b dargestellt.

d. Typenbildung: Im Vergleich der „Fälle", das bedeutet der Gruppeninterviews, werden übergeordnete Muster herausgearbeitet und mit anderen empirischen Befunden in Beziehung gesetzt.

5.2 Formulierende Interpretation - fünf thematische Schwerpunkte

5.2.1 Schritte der formulierenden Interpretation und Transkriptionsregeln

Sinn der formulierenden Interpretation ist es, zu erfassen Was von den erforschten Personen ausgesprochen wird. Die dokumentarische Methode setzt dabei nicht auf Totaltranskripte, sondern auf ein Durcharbeiten und Selektieren des Materials in mehreren Schritten.

Bohnsack beginnt mit dem Erstellen eines sogenannten „thematischen Verlaufs" des Interviews: "Zunächst verschaffen wir uns beim Abhören der Bänder einen Überblick über den thematischen Verlauf der Gesamtdiskussion, indem wir nach Ober- und Unterthemen gliedern und jeweils vermerken, ob dieses Thema von der Gruppe selbst oder von den Diskussionsleitern initiiert wurde." (Bohnsack 2014:136). Für diesen Schritt wurde von jedem Interview eine tabellarische Zusammenstellung des thematischen Verlaufs erstellt, in dem auch festgehalten ist, von wem die Themensetzung ausgeht. Die besprochenen Themen wurden pro Interview zu Clustern zusammengefasst und fallübergreifend verglichen.

Im nächsten Schritt werden nach Bohnsack die Passagen ausgewählt, die folgenden Kriterien entsprechen (Bohnsack 2014:137, Nohl 2012:49)
- Relevanz für die Forschungsfrage
- „Fokussierungsmetaphern", Passagen, in denen sich die befragten Personen besonders engagiert und metaphorisch geäußert haben. Nach Bohnsack geben diese Passagen den Forschenden die Möglichkeit, „den „schöpferischen", den kreativen Prozess der kollektiven Wirklichkeitskonstruktion vor allem dort nachzeichnen, rekonstruieren [zu können; Ergänzung der Autorin], wo dieser sowohl hinsichtlich seines Prozessverlaufs, seiner Dramaturgie (Form) als auch hinsichtlich des metaphorischen Gehalts (Inhalt) Höhepunkte des Engagements, der Intensität und Dichte erreicht." (Bohnsack 2014:88).
- Themen, die in verschiedenen Interviews parallel behandelt werden und daher für die komparative Analyse besonders geeignet sind.

Dieser Auswahlprozess ergab fünf thematische Schwerpunkte, denen sich Unterthemen zuordnen lassen. Die Unterthemen zeigen die verschiedenen Aspekte, wie sich Angehörige oder Betroffene mit dem Oberthema in Beziehung setzen.

Die anhand der Kriterien der dokumentarischen Methode ausgewählten Passagen wurden detailliert transkribiert. Dabei folgte die Autorin den Transkriptionsregeln „TiQ – Talk in Qualitative Social Research", wie sie in Bohnsack (2014:253ff) angeführt sind.
Zur besseren Lesbarkeit der hier angeführten Beispiele werden unten stehend einige Richtlinien der TiQ angeführt:

Groß- und Kleinschreibung: Da nicht die Grammatik, sondern die Intonation berücksichtigt wird, wird nach Satzzeichen klein weitergeschrieben.

Maskierung: Jeder Person wird ein Codename zugewiesen, alle Ortsangaben und Organisationen werden maskiert.

L	Beginn einer Überlappung
(.)	Pause bis zu einer Sekunde
(2)	Anzahl der Sekunden, die eine Pause dauert
<u>nein</u>	betont
nein	laut – im Vergleich zur üblichen Lautstärke der/des Sprechenden
°nee°	sehr leise – im Vergleich zur üblichen Lautstärke der/des Sprechenden
.	stark sinkende Intonation
?	stark steigende Intonation
,	schwach steigende Intonation
viel-	Wort abgebrochen
(doch)	Unsicherheit bei der Transkription, schwer verständlich
( )	unverständliche Äußerung
((stöhnt))	Anmerkung zu nichtverbalen Verhaltensweisen bzw. Ereignissen
@nein@	lachend gesprochen
@(.)@	kurzes Auflachen
@(2)@	Zwei Sekunden Lachen

Der Inhalt jeder Passage wurde von der Autorin in eigenen Worten reformuliert. Dieser letzte Schritt der formulierenden Interpretation, die Feininterpretation, dient besonders dazu, Distanz zum Text aufzubauen: „Schon diese Reformulierung des thematischen Gehalts dient dazu, die Forschenden gegenüber dem Text fremd zu machen… Ihnen wird vor Augen geführt, dass der thematische Gehalt nicht selbstverständlich, sondern interpretationsbedürftig ist." (Nohl 2012:41).

5.2.2 Schwerpunktthemen und Aspekte ihrer Bearbeitung (Unterthemen)

Das Interview gliederte sich zwei Hauptteile: Im ersten beschränkte sich die Interviewerin auf immanentes Nachfragen, das Gespräch folgte überwiegend dem erzählgenerierenden Erst-impuls: „Was hat sich in ihrem Leben verändert durch die Vergesslichkeit?" Vergleicht man die intensivsten Diskussionspassagen aus diesem Teil, so lassen sich diese zu drei Schwerpunkt-themen zusammenfassen:

- Herausforderung Rollenwandel und Rollenverlust
- Verantwortung im Spannungsfeld von Selbstsorge der/des Erkrankten und Fürsorge für diese/n
- Verzicht und Veränderung von Lebensentwürfen

Der größte Teil bezieht sich dabei auf den ersten Kontext der Vernetzung: Kontakte im engsten Bereich.

Zwei weitere Schwerpunktthemen wurden hauptsächlich im Nachfrageteil ausgefaltet:
- Zusammen mit professionellen Dienstleistern
- Zusammen mit Personen, die Ähnliches erlebt haben

Sie decken zwei weitere der Kontexte ab, die in Bezug auf die Forschungsfrage festgelegt wurden.

Der vierte Vernetzungskontext „Aktivitäten im weiteren Umfeld" wurde trotz Nachfrage kaum bearbeitet. Er ist daher nicht in der Liste der fünf Schwerpunktthemen enthalten.

Die ausgewählten Passagen sind im Folgenden im Überblick dargestellt. Die Bezeichnung der Gruppengespräche gibt die Zielgruppe an, das Gespräch und die Aufzeichnungsphase:

A für Angehörige, B für Betroffene

Erste Zahl für die Nummer des Interviews

Zweite Zahl (falls vorhanden) für die erste oder zweite Gesprächsphase (verschiedene wave-Dateien)

Alle in der Tabelle enthaltenen Passagen wurden transkribiert und den fünf Schwerpunktthemen zugeordnet:

Herausforderung Rollenwandel und Rollenverlust

Unterthemen	Gespräch	Stelle
Konjunktiver Erfahrungsraum: Wir und die anderen	A2-1	01:27 – 05:46
Den halt gebenden Partner „verlieren" – selber die Rolle der Stärke übernehmen	A2-1	01:27 – 05:46
Rollenunsicherheit: Was an Hilfe ist notwendig?	A2-1	01:27 – 05:46
Mit der Beziehung verändern sich auch die Gefühle	A2-1	01:27 – 05:46
Rollenumkehr genügt nicht – Berater/innen/rolle ist hilfreich	A2-1	15:24 - 19:33
In die Privatsphäre der Mutter eindringen müssen	A1-1	59:50 – 01:01:59
Als Angehörige in der neuen Rolle abgelehnt werden	A1-1	17:03 - 18:23
Fürsorge als gemeinsame Aufgabe von Sohn und Schwiegertochter	A1-1	17:03 - 18:23

Defizite des Partners ausgleichen, selber die nötigen Fähigkeiten erlernen	A1-1	25:01 – 26:45

Rollenwandel aus der Sicht der Betroffenen: Keine Autorität mehr sein	B1-2	04:56 - 06:19
Kaschieren von Altersveränderungen	B1-2	01:00:25 - 01:01:25
„Wia bravs Kind" behandelt werden	B2	38:59-41:41, B2

Verantwortung im Spannungsfeld von Selbstsorge oder Fürsorge

Freiheit versus Sicherheit: Den Aktionsradius dem Umfeld anpassen müssen	A1-1	29:24 - 37:26
Freiheit bis fast etwas passiert	A1-1	38:20 – 39:25
Vom „Wildbach" ständiger Auseinandersetzungen zum „tiefen, ruhigen See"	A1-1	40:15 – 40:37
Kapitän am Hilfe-Schiff	A1-1	44:28 – 45:42
Die ständige Spannung – „Rucksack" der Verantwortung	A1-1	01:01:59 – 01:07:04
Sich den Wünschen der Betroffenen anpassen	A1-1	20:31 - 21:38
Kampf mit dem Willen der Betroffenen	A1-1	01:08:13 - 01:09:35
Betroffene: Schwäche und Stärke verbinden, die Entscheidung der anderen einfordern	B1-2	00:59 – 09:32
Schwäche oder Stärke? Unklarheit: Was schaffe ich? Was traut man mir zu?	B1-2	00:59 – 09:32
Fürsorge als Dominanz der Frauen: Hilfe annehmen aus Gefälligkeit	B2	32:07 – 37:02
Selbstsorge mit Fürsorge für sich und andere verbinden	B2	38:59 - 41:41
Fürsorge von Dritten akzeptieren, um die Familie zu entlasten	B3	17:17 – 18:40
Der Mann wird bedient	B3	11:29 – 12:38
Familiennetz trägt: Man hat immer zusammengeholfen	B3	25:35 – 26:18
Familie nicht verpflichten: Unabhängigkeit auf beiden Seiten schafft Augenhöhe	B3	51:01 – 51:32

Verzicht, Anpassen der Lebensentwürfe

Kaum Freizeit, Urlaub nur auf Abruf, auch in der Pension	A1-1	22:26 – 24:02
Den Erkrankten nicht allein lassen können, viele Einschränkungen	A2-2	01:34 – 02:27
Den Partner mitnehmen oder verzichten	A2-2	06:35 – 07:14
Trotz Verlusten und Verzicht die Beziehung leben	A1-1	26:45 – 29:16
"Alterslimit": Rückzug und Besinnung auf "Basics" als Strategie	B1-2	34:38 – 37:53
Verzicht und Vorbereitung auf „den Himmel"	B2	01:17:40 – 01:19:40
Sich begnügen und „net raunzen"	B3	54:34 – 56:16

Zusammen mit Profis

Hilfe von außen als rettende Entlastung für Angehörige, dankbare Akzeptanz der Angebotslogik	A1-2	22:43 – 23:22
Soziale Dienstleister als Autorität – Beispiel Gedächtnistraining	A1-2	44:32 – 45:25
Institution als letztes Sicherungsnetz	A1-1	51:40 – 52:48
Profis haben eigene Sorgelogik: Gesetzliche Vorgaben schränken Freiheitsentzug ein	A1-1	53:53 – 56:03
24-Stunden-Betreuungspersonen wachsen in den engsten Kreis der Beziehungen hinein	A1-2	09:08 - 11:41 und 16:56 – 17:10
24-Stundenbetreuerin als Ersatzpflege, setzt Besuche später freiwillig fort	A1-2	14:24 – 15:40
Betroffene: Einfluss nehmen auf Hilfe und Helfende	B1-2	24:00 – 25:40
Angst vor Pflegebedürftigkeit, Grenze zwischen Takt und Aufgabe	B1-2	50:19 – 52:35

Zusammen mit Personen, die Ähnliches erlebt haben

Neue Freundschaften in der Selbsthilfegruppe, die Wichtigkeit ähnlicher Erfahrungen	A1-2	03:54 – 05:25
Kontakte als Informationsbörse	A1-2	27:43 - 28:10
Voneinander lernen	A2-1	39:52 – 41:00
Offen sprechen können und von anderen hören	A2-2	44:31 – 44:47
Leitung einer Selbsthilfegruppe ist wichtig	A2-2	51:30 – 55:04

Betroffene: Demenz relativiert sich im Vergleich mit anderen	B1-2	01:03:10 – 01:04:35
Erkrankte motivieren sich gegenseitig, ihre Fähigkeiten weiterhin einzusetzen	B1-2	01:11:45 – 01:13:05
Mit dem Problem nicht allein sein, aufbauend füreinander sein; die Realität anerkennen und auf das Sterben hinschauen können	B1-2	01:23:01 – 01:25:47
Erschrecken und Trost beim Vergleich mit anderen	B1-2	01:28:28 – 01:30:24
Vergesslichkeit wird relativiert, Charakter zählt	B2	01:11:45 – 01:12:20
Anerkennung ausdrücken und erhalten	B2	53:30 – 54:53
Im Heim wenig Gelegenheit zu Kontakten mit Gleichgesinnten	B3	01:09:36 – 01:10:41

5.2.3 Unterstützende medizinische, pflegerische oder soziale Dienstleistungen

Im Unterschied zu den Betroffenen erwähnen die beiden Angehörigen-Gruppen eine breite Palette an unterstützenden Hilfen, zumeist professionelle Dienste, die sie bereits in Anspruch nehmen bzw. genommen haben oder die sie als Unterstützung vermissen. Wo diese externen Hilfen nicht in Erzählungen oder Beschreibungen eingebettet sind, sondern überwiegend aufgezählt werden, sind sie zwar für die Inhaltsanalyse sinnvoll, kaum aber für die weiteren Interpretationsschritte. Sie sollen daher bereits hier wiedergegeben werden. Folgende Dienstleistungen wurden genannt:

Perspektive der Angehörigen
Information und Beratung
- Arzt, vor allem am Anfang
- FSW Fonds soziales Wien
- Angehörigengruppen z.B. Alzheimer-Austria, soziale Kontakte mit anderen Angehörigen
- Literatur und Fachfilme
- Unterstützung bei Amtswegen, z.B. für finanzielle Begünstigungen, Parkpickerl etc.
- Mobile Demenzberatung zuhause, spezielle Pflegeberatung zuhause
- Diät-Beratung
- Psychologische Beratung für Angehörige zur Bewältigung der Situation
- Niederschwellige Unterstützung durch Informationstechnologie: Aussprachemöglichkeit rund um die Uhr, Chat am PC mit Ansprechpersonen, Gruppe bilde

43

Instrumentelle Hilfe und Entlastung für Angehörige
- Heimhilfen
- Tageszentrum für die erkrankte Person
- Angebote z.B. Gedächtnisgruppe für die erkrankte Person
- Besuchsdienste – vor allem am Wochenende
- Pflegeheim

Unterstützung zur Mobilität
- Begleitung für den Erkrankten, z.b. beim Spazierengehen
- Transportdienste für erkrankten Angehörigen

Unterstützung, damit Urlaub gemacht werden kann
- Jemand in der Wohnung, wenn man selber ein paar Tage weggeht
- Geförderter Urlaub für Angehörige und Betroffene getrennt
- Gemeinsame Urlaubsmöglichkeiten mit einer Betreuungsperson, durch die man stundenweise entlastet wird
- Kurzzeitpflege auch für Personen mit leichter oder mittlerer Demenz
- Urlaubsmöglichkeit für Erkrankte, die noch nicht so weit fortgeschritten sind und sich im Pflegeheim nicht wohl fühlen, wo sie an Aktivitäten teilnehmen können

Angebote zur Förderung der eigenen Fähigkeiten
- Gedächtnisgruppe
- Seminare

Perspektive der Betroffenen
Information und Beratung
- Informationen über medizinische Möglichkeiten, die Erkrankung zu beeinflussen
- Beratung zuhause

Instrumentelle Hilfe und Entlastung
- Hilfe im Haushalt und Garten

Unterstützung zur Mobilität
- Falls nötig Unterstützung um Aktivitäten/Besuche wie bisher weiterführen zu können: Friseur, Beisl, Kaffeehaus, Fremdsprache-Konversationsgruppe, Theatergruppe, Ausflüge in die Natur, Kirche, Buchhandlung, Bad, Friedhof
- Taxidienste bzw. günstige Transporte bzw. Begleitung bei Wegen

Angebote zur Förderung und zum Einsatz der eigenen Fähigkeiten
- LIMA-Training
- Tageszentrum
- Gespräche mit Personen, die ähnlich betroffen sind
- Angebote, um die eigenen Fähigkeiten für andere einsetzen zu können
- Gedächtnisgruppe

5.3 Reflektierende Interpretation und Diskursanalyse: Die Rekonstruktion der dominanten Orientierungen

Im zweiten und dritten Schritt der Interpretation, der reflektierenden Interpretation und der Diskursanalyse, werden die Orientierungsrahmen der Personen aus dem vorhandenen Material rekonstruiert. Dabei wird der Geltungscharakter ihrer Aussagen nach Bohnsack „eingeklammert": "Das heißt, es interessiert nicht, ob die Darstellungen (faktisch) wahr oder richtig sind, sondern es interessiert, was sich in ihnen über die Darstellenden und deren Orientierungen dokumentiert.

Die Suspendierung der mit dem immanenten Sinngehalt verbundenen Geltungsansprüche, die ‚Einklammerung des Geltungscharakters' ist konstitutiv für eine Methode, die auf den Prozess der (erlebnismäßigen) Herstellung von Wirklichkeit, also auf die Frage nach dem Wie, zielt und nicht darauf, Was diese Wirklichkeit jenseits des milieuspezifischen Er-Lebens ist." (Bohnsack 2014:65).

5.3.1 Herausforderung Rollenwandel und Statusverlust

Das erste und vorherrschende Thema, das die Angehörigen in beiden Gruppen beschreiben, ist die Veränderung ihrer Rollen und Aufgaben durch die demenzielle Erkrankung. Dieses Thema ist von hoher Emotionalität gekennzeichnet, so bricht es beispielsweise im Interview A2 Suchende Angehörige bereits in der Vorstellrunde hervor, noch ehe der erzählgenerierende Impuls gesetzt ist. Die ausgewählten Passagen beleuchten verschiedene Aspekte:

Konjunktiver Erfahrungsraum: Wir und die anderen

Die oben erwähnte Eingangspassage im Gespräch der Suchenden Angehörigen (01:27 – 05:46, A2 - erster Teil) verdichtet nicht nur einige Aspekte zum Rollenwandel. Sie ist auch ein Beispiel, wie die Personen von Beginn weg jenen besonderen Gesprächsrahmen schaffen, den Bohnsack mit Verweis auf Mannheim den „konjunktiven Erfahrungsraum" nennt (vgl. Kapitel 3). Obwohl sich die Personen zu dem Zeitpunkt noch gar nicht kennen, teilen sie einander sehr bewegende Erfahrungen und Gefühle mit, sie nehmen aufeinander Bezug, unterstützen und bestätigen sich gegenseitig und entwickeln einen gemeinsamen Vergleichshorizont: Wir, die diese Erfahrung teilen und die Situation kennen, und die anderen, die einen oberflächlichen Eindruck haben aufgrund von Momentaufnahmen.

Den Halt gebenden Partner „verlieren" – selber die Rolle der Stärke übernehmen

Frau Freund und Frau Hoffman jr. stimmen in dieser Passage überein (01:27 – 05:46, A2 - erster Teil), wie schmerzhaft der „Verlust" des Partners bzw. Vaters ist, obwohl diese Personen nicht verstorben sind. Was verloren ging, sind manche Fähigkeiten und Eigenschaften der erkrankten Person, und damit verbunden wichtige Rollenanteile, die die Beziehung kennzeichneten.

Frau Freund drückt in ihrer Vorstellung bereits ihre Not aus: „ich hab halt schon sehr damit zu kämpfen, dass ich jetzt keinen Fels in der Brandung mehr habe", oder abschließend: „mir tut es schrecklich weh, eben zu sehen wie der Partner immer weiter weg geht." Vergleichshorizont ist die Paarbeziehung vor der Erkrankung, die sich nun radikal verändert hat. Verändert hat in welcher Richtung?

Frau Hoffman jr. gibt eine erste Antwort auf diese Frage: „ich muss sagen, ich kann mit dem sehr sehr schlecht umgehen, weil ich ah den Vati verlier und weil es einfach auch sehr sehr mühsam ist teilweise."

Frau Hoffman jr. äußert ebenso den Verlust wie Frau Freund, zusätzlich aber betont sie eine weitere Belastung, die es sehr „mühsam" macht. Das bisherige Familienleben ist nicht mehr aufrecht zu erhalten, der Vater, der bisher Anderen Hilfe war, ist nun selber auf Hilfe angewiesen: „Und ja, ich war eigentlich mein ganzes Leben auch auf die Hilfe meiner Eltern angewiesen und (   ) dass jetzt diese Hilfsquelle versiegt und nicht mehr da ist sondern dass eigentlich Hilfe benötigt wird". Hier zeigt sich, in welcher Richtung die Veränderung der Beziehung gefordert ist: Wenn der starke Teil nun so hilfebedürftig wird, dann fordert das eine enorme Veränderung vom anderen Teil, nämlich nun selber Hilfe zu geben statt Hilfe anzunehmen.

Rollenunsicherheit: Was an Hilfe ist notwendig?

Genau dies aber ist so einfach nicht möglich, zu widersprüchlich und verunsichernd sind die Wahrnehmungen und Einschätzungen, gerade auch im Vergleich mit den Meinungen von Außenstehenden, die kaum Anzeichen von Demenz erkennen. Für Frau Hoffman jr. liegt einfach keine eindeutige Situation vor, wie zum Beispiel im Fall einer Erkrankung, wo es für sie kein Problem darstellte, Hilferollen zu übernehmen. Jetzt ist es für sie sehr schwer einschätzbar, welche Bedürftigkeit wirklich gegeben ist und was sie von ihrem Vater noch verlangen kann.

Mit der Beziehung verändern sich auch die Gefühle

Zwei Dinge bringt Frau Hoffman jr. in Bezug zur Bewertung „mühsam" – einerseits das Verhalten des Vaters, andererseits ihre eigenen Reaktionen, die sie als hart und ungeduldig beschreibt. Sie leidet unter ihren Reaktionen und sucht Verständnis für sich selbst. Das kann sie nur bei Menschen finden, die diese Situation kennen. Dort, wo sie sich „hart" gegenüber dem Vater verhält, orientiert sie sich am Bild der Normalität einfordernden Tochter. Gegen-horizont sind Personen wie die Mutter, die Defizite des Vaters einfach ausgleichen. Die Tochter kämpft um den Rahmen der früher gegebenen Normalität, der mit den Gefühlen des Respekts und der Liebe verbunden ist.

Es ist die Tragik der Angehörigen, dass der bedeutungsvolle Orientierungsrahmen des gelingenden Zusammenlebens in der Familie bzw. Partnerschaft seine Tragfähigkeit verliert. In einem langen Prozess von widersprüchlichen Erfahrungen zerbröckelt er gleichsam. Die neue Form der Beziehung bedeutet zunächst einmal auch eine Veränderung der Gefühle in der Beziehung bis hin zum Verlust der sexuellen Anziehung des Partners. Es ist nachvollziehbar, dass diese Veränderung eine große Verunsicherung bedeutet, Abwehr und ambivalente Gefühle auslöst, besonders bei jenen, denen der erkrankte Angehörige bisher Halt und Sicherheit gegeben hat.

Rollenumkehr genügt nicht – Berater/innen/rolle ist hilfreich

Wie dieser Rollenwandel gelingen kann, formuliert Frau Kopf wenig später im Gespräch A2 Suchende Angehörige (15:24-19:33, A2 – erster Teil): Ihr Mann sei „im AKH geblieben". Den Mann, der jetzt bei ihr zuhause wohnt, sieht sie als ihr pubertierendes Kind, das sie zuerst abgelehnt, und mittlerweile lieb gewonnen hat. Sie hat aufgehört, zu viel von ihrem Mann zu verlangen. Das ging, „wie für mich klar war, ich hab mich von meinem Mann verabschiedet." Die neue Rolle wird auch von ihrem Mann angenommen: "Ich hab keinen [Mann – Ergänzung durch die Autorin] mehr, ich seh ihn auch nicht mehr so... seitdem sieht er mich auch nicht mehr so." [Auslassung durch die Autorin].

47

Schließlich erzählt Frau Kopf auch eine unerfreuliche Episode, die mit der neuen Mutterrolle verbunden ist: Wenn sie in der Früh kein „Guten Morgen" hört, sondern mit „Socken Anziehen" empfangen wird, dann spürt sie in sich den Widerstand „also wenigstens Bitte oder guten Morgen oder was immer wär auch ganz nett". Hier widersprechen sich die Bezeichnung „Mutter", die Frau Kopf für sich selbst wählt, und die Haltung, die sich aus ihrer weiteren Erzählung erkennen lässt. Würde sich Frau Kopf an einer Mutterrolle orientieren, hätte sie nun erzieherische Aufgaben zu übernehmen. Sie findet aber einen angemesseneren neuen Orientierungsrahmen, indem sie Elemente ihrer beruflichen Rolle als Beraterin integriert. Als Beraterin akzeptiert sie, findet eine sich selbst schützende Distanz und übernimmt keinen Auftrag, das Gegenüber zu erziehen: „Aber ich kann das nicht haben, weil ...er in dem ja nicht lebt,... er sieht das ja nicht mehr." [Auslassungen durch die Autorin].

In die Privatsphäre der Mutter eindringen müssen
Die Gruppe Erfahrene Angehörige betont weniger den Verlust der Beziehungsqualität und den dadurch entstandenen Schmerz, sondern mehr die Konfrontation und die Konflikte, die der Rollenwandel im Lauf der bereits längeren Betreuungszeit mit sich gebracht hat.

So beschreibt Frau Dulisz (59:50 – 01:01:59, A1 – erster Teil) den Wandel von der liebenden Tochter, die intime Bereiche der Mutter respektiert, zu einer helfenden Tochter, die mehr weiß als es der hilfebedürftigen Person recht ist, als einen starken, inneren Konflikt. Die Mutter hatte sich als über 40-Jährige in Österreich eine neue Selbstständigkeit aufgebaut, was Frau Dulisz sehr stolz erzählt. In einer späten Liebesbeziehung, die sie diskret vor der Tochter verbarg, verlor sie ihre Ersparnisse. Frau Dulisz betont, dass sie ihrer Mutter das Recht auf eine Beziehung nicht absprechen will. Sie vermutet, dass die Enttäuschung bei der Mutter zu einer Depression geführt hat und die Erkrankung rapid beschleunigte. Als Frau Dulisz wahrnehmen musste, dass die Mutter nicht mehr aus dem Bett gehen will und ihren Alltag nicht mehr bewältigen kann, gab sie den Orientierungsrahmen von respektvoller Distanz auf.
Die Realität zu erfahren und ein neues Rollenverhalten zu entwickeln, war umso schwieriger, als sowohl Mutter wie auch Tochter stolz waren auf die Selbständigkeit der Mutter. Gerade in Beziehungen, die von positiven (und vielleicht idealisierten) Fremd- und Selbstbildern des Erkrankten gekennzeichnet sind, bedeutet es für beide Seiten eine herbe Ent-Täuschung, die Erkrankung zur Kenntnis zu nehmen.

Als Angehörige in der neuen Rolle abgelehnt werden Fürsorge als gemeinsame Aufgabe von Sohn und Schwiegertochter
Den Prozess des Rollenwandels in seiner Unsicherheit beschreibt auch das Paar Frau und Herr Conrad im Interview A1, erfahrene Angehörige (17:03-18:23, A1 - erster Teil). Ein Teil der

Unsicherheit ergab sich, weil sie die Situation der Mutter von Herrn Conrad unterschiedlich einschätzten. Dies wird sogar noch in der Interviewsituation re-inszeniert, indem die beiden Ehepartner sich widersprechen in Bezug auf die Einstufungswerte zum Schweregrad der Demenz. Herr Conrad erzählt, dass die Mutter „Schübe" hatte und er nicht genau wusste, ob sie „a bissl wetterfühlig" sei. Es gab Tage, an denen sie ihn nicht erkannte. Wenn er sie dann korrigierte „sag i na, hallo, kennst mi nimmer?" dann habe sie angegeben, sich zu erinnern. Die Gattin fährt mit ihrer eigenen Erfahrung zu diesem Thema fort und erzählt, dass sie der Schwiegermutter bei der Körperpflege geholfen habe, wenn ihr Mann verhindert war. In ihrer Erzählung wird die Situation etwas dramatischer dargestellt, denn die Schwiegermutter hat den Sohn nicht nur nicht mehr erkannt: „der Schwarzhaarige, wo da immer da umadum rennt", sondern sich auch über ihn beschwert: „der ist unmöglich!".

Vergleichshorizont für die Ist-Situation ist das gewohnte Rollenverhalten der Mutter bzw. Schwiegermutter vor ihrer Erkrankung. Vor diesem Vergleichshorizont musste vor allem Herr Conrad nicht nur schrittweise erkennen, dass die Mutter nicht mehr in der Lage ist, selbständig zu leben und auf (seine) Hilfe angewiesen ist. Er musste auch zur Kenntnis nehmen, dass seine Mutter ihn nun als Interaktionspartner ablehnt.

Im Diskurs fällt das rasche, wechselseitige Unterbrechen auf. Das Paar reagiert rasch aufeinander in unterschiedlichen Formen: Nachfragen und Auskunft geben, Widerspruch, Bestätigung, Weiterführen des Themas. In diesem Aufeinander-Bezogensein wird der Hilfebedarf der Mutter zur Anforderung an das Paar insgesamt. Frau Conrad unterstützt ihren Mann und übernimmt z.B. auch die Organisation der Hilfe, wie gezeigt werden wird.

Defizite des Partners ausgleichen, selber die nötigen Fähigkeiten erlernen
Einen anderen Aspekt des Rollenwandels beschreibt Frau Eibner in der Gruppe A1 erfahrene Angehörige (25:01 – 26:45, A1 – erster Teil). In der Eingangsphase spricht sie als letzte und antwortet auf den Impuls: „Was hat sich in ihrem Leben verändert durch die Demenz?" mit leiser Stimme „eigentlich alles.". Im Modus einer Erzählung fährt sie fort: „begonnen hat es auch bei mir, wie ich in Pension gegangen bin" Sie erzählt von den ersten auffälligen Fehlleistungen ihres Gatten in dieser Zeit und vom letzten gemeinsamen Urlaub im Ausland. Die Erwartungen an den Urlaub wurden enttäuscht: „vor allem war des ja so, also wir sind weggefahren, also ich bin weggefahren nicht mit dem, dass ich da jetzn dann eigentlich keinen Urlaub hab." Sie bemerkte bei ihm so starke Orientierungsprobleme, dass sie ihn „dauernd irgendwo im Auge behalten" musste. Der Plan, mit einem Mietauto auf der Insel unterwegs zu sein, musste fallen gelassen werden. Er, der ein „ausgezeichneter" Fahrer gewesen war, musste künftig auch zuhause Beifahrer sein und sie, die 30 Jahre nicht am Steuer gewesen war,

musste Fahrstunden nehmen. Diese „massive Veränderung" für sie wurde dadurch erschwert, dass ihr Gatte „dauernd drein geredet hat", weil er lieber selber fahren wollte. Frau Eibner hat neues Rollenverhalten erlernt, was ihr aber dadurch erschwert wurde, dass der erkrankte Partner lieber am alten Rollenverhalten festgehalten hätte.

Rollenwandel aus der Sicht der Betroffenen: Keine Autorität mehr sein

Der Rollenwandel beschäftigt auch die Betroffenen und aus ihrer Perspektive kommen neue Aspekte hinzu:

Im Interview B1, Betroffene Damen, scheinen differierende Orientierungsrahmen auf:
Als Frau Meixner wiederholt davon spricht, dass sie gut damit leben kann, nicht mehr in der Rolle der Ärztin und somit der Starken und Helfenden zu sein, reagiert Frau Liebig (04:56-06:19, B1 – zweiter Teil). Zunächst formuliert sie eine Parallele zu Frau Meixner: Sie habe in ähnlicher Weise die Wandlung der Rolle festgestellt: „Vorher war ich halt eine gewisse Autorität". Danach erzählt sie von einer wahrscheinlich wiederkehrenden Situation, indem sie imitiert, wie ihre Tochter ihr Ratschläge gibt. Die Tochter formuliert einen, laut Frau Liebig schon möglichen Vorschlag, den sie aber nicht umsetzen will. Das Verhalten der Tochter bewertet Frau Liebig in der Folge als Manipulation: „und dieses Manipulieren, des merk ich und des stört mich." Dabei geht es ihr nicht um die „energische" Art der Tochter. Frau Liebig argumentiert, dass die Tochter nicht viel Zeit hat, das sehe sie ein. Sie beschreibt den Unterschied zum Schwiegersohn, der sie ebenfalls manipuliere, nur „der macht es so raffiniert, so nett und freundlich".
Frau Liebig konstruiert aber in beiden Fällen einen Orientierungsrahmen, in dem sie sich gegen Übergriffe auf ihre Selbstbehauptung wehren muss. „diese Manipulation, wenn ich sie feststelle, gegen die wehr ich mich". Ratschläge oder gar Hilfeangebote anzunehmen ist in ihrer Rollendefinition kaum möglich. Die beiden Damen beziehen sich im Gespräch aufeinander, die Differenz ihrer Orientierungen aber bleibt bestehen und zeigt sich dann besonders beim Thema Selbstsorge / Fürsorge (s. Kapitel 5.3.2).

„Wia a braves Kind" behandelt werden

Auch im Interview B2, Betroffene Herren, wird Rollenwechsel, der einem Statusverlust gleichkommt, thematisiert. Herr Hoffman eröffnet eine Passage über seine Art sich selbst zu helfen (38:59-41:41, B2) mit den Worten:

1	Hoffman	Naja, ich werd, ich werd nicht mehr so (.) wie eine Autorität @(.)@
2	Freund	@(.)@
3	Hoffman	behandelt, sondern eher wie a (1) wie a (.) wie a bravs Kind.

Wie Herr Hoffman lacht auch Herr Freund kurz auf beim Wort „Autorität". Herr Hoffman sucht nach einem Wort, um zu beschreiben, wie er behandelt wird, und findet schließlich die Metapher des braven Kindes. Dies bewertet er dennoch positiv, denn „es ist immer noch genug … Sympathie und Freundlichkeit do", besonders angesichts der Situation, „dass mir so viel fehlt schon" [Auslassung durch die Autorin]. Ein böses Kind wäre geradezu das Kontrastbild zu seinem Bemühen, das er in der Folge schildert: Immer auf der Suche nach Hilfe für sich selbst – und wenn möglich dadurch auch anderen zu helfen.

Alterserscheinungen kaschieren

Es sind nicht Krankheitsanzeichen wie Vergesslichkeit, die vorranging von den Betroffenen problematisiert werden. Mit verschiedenen Defiziten haben die Damen und auch die Herren durch ihr Alter schon zu leben gelernt, auch wenn sie in manchen Umfeldern sorgsam kaschiert werden – was man voneinander ja weiß: Frau Liebig und Frau Meixner lachen beide, als Frau Liebig von Treffen mit ehemaligen Kolleginnen erzählt, die zwar von manchen konkreten Beeinträchtigungen erzählen, Alterserscheinungen aber kaschieren (01:00:25-01:01:25, Interview B1 – zweiter Teil) und sie setzt fort: „Und ich nehme mich da gar nicht frei, ich mache mein Makeup sorgsamer, wenn ich dieses Treffen habe."

Nicht die Defizite sind problematisch im Orientierungsrahmen von Frau Liebig. Das Kaschieren ist Teil ihres Orientierungsrahmens. Für Frau Liebig ist es vielmehr problematisch, vermutlich sogar bedrohlich, wenn sie als „Hilfebedürftige" gesehen und behandelt wird. Hilfebedürftigkeit ist der Gegenhorizont für ihr Selbstbild einer selbstbestimmter Frau.

5.3.2 Im Spannungsfeld zwischen Selbstsorge und Fürsorge

Bereits im Kapitel 5.3.1 zeigte sich, dass der Rollenwandel vor allem dort problematisch erscheint, wo Hilfebedürftigkeit in den bisherigen Orientierungsrahmen integriert werden soll. Die Fähigkeit zur Selbstsorge ist für einen erwachsenen Menschen zentral. Wo sie schrittweise abhandenkommt, ist die Person zunehmend auf Fürsorge anderer angewiesen. Die Veränderung der Orientierung von Selbstsorge hin zu Fürsorge ist für beide Seiten ein gewaltiger Lernprozess. Wie er gelingen kann, und welche Herausforderungen damit besonders verbunden sind, zeigen unten stehende Rekonstruktionen.

Freiheit versus Sicherheit: den Aktionsradius dem Umfeld anpassen müssen

Das Thema „Freiheit versus Sicherheit" zieht sich wie ein roter Faden durch das Gespräch der Gruppe A1 Erfahrene Angehörige. Herr Auer schildert in einer langen Passage von ca. 20 Minuten Erlebnisse aus der ersten Zeit als Betreuender und Pflegender seiner Frau.

Im hier ausgewählten Teil davon (29:24-37:26, A1 – erster Teil) schildert er, dass er sich bewusst dafür entschieden hat, seine Gattin selbst zu betreuen. Das Paar wollte in der Zeit, in der beide in Pension sein werden, viele gemeinsame Reisen unternehmen. Dass die Erkrankung der Gattin schon um den Zeitpunkt der Pensionierung herum einsetzte, hat Herrn Auer nicht gehindert, die Reisepläne noch einige Jahre umzusetzen. Vor diesem Hintergrund erzählt Herr Auer seine Erfahrungen von der letzten Reise nach Kreta: „ich hab sie eineinhalb Stunden in den Felsen die also angrenzend waren an den Campingplatz bei Einbruch der Dunkelheit und mit so an dicken Knedl im Hols (.) gesucht". Die Geschichte löst sich gut auf, denn die Gattin war in dieser Zeit unbemerkt hinter dem Wohnwagen gesessen. Dennoch hat die Erfahrung eine wichtige Entscheidung bewirkt: Herr Auer beendet die Erzählung mit der etwas abrupten wirkenden Feststellung: „und das war eigentlich dann unser letzter Urlaub".

Er erklärt, dass er sich in Griechenland ein wenig verständigen kann, aber nicht genug, um einem Polizisten zu erklären, was vorliegt, und ihn um Hilfe zu bitten. Daheim, im vertrauten Umfeld, konnte seine Frau noch stundenlange Spaziergänge machen. Aber die mögliche Gefährdung seiner Gattin in einem fremden Umfeld, in dem weder er noch seine Frau mit Hilfe hätte rechnen können, ist ihm durch diese Geschichte bewusst geworden. Diese Erfahrung führte zu einer Einschränkung des Aktionsradius, die zunächst beide als Paar betraf.

Freiheit bis fast etwas passiert

Im Folgenden (38:20 – 39:25, A1 – erster Teil) erklärt Herr Auer sein „Prinzip": Alles so lang belassen wie es geht, bis zum ersten Mal fast etwas Gefährliches passiert. Danach muss man eine „Entscheidung zugunsten der Sicherheit" treffen und den Freiraum der betreuten Angehörigen einschränken. Er erzählt vom inneren Dialog, den dieser Entscheidungsprozess mit sich bringt: Man muss sich sagen: „Jetzt muss ich die Wohnungstür zusperren." und fährt wiederum argumentativ fort: „dann muss ich halt wenn da gerüttelt wird den Schlüssel aziahn[3] und wenn halt dort gerüttelt wird dann muss ma halt ein Gespräch beginnen nicht? und versuchen denjenigen abzulenken oder wos immer (.) in freundlicher Form was dann ja meistens auch geht."

Die Dramatik der Situation, in der ein Ehepartner an verschlossenen Türen rüttelt, weil ihn der andere eingesperrt hat, wird durch die argumentativ-distanzierte Erzählweise vermindert. Dies betont die Vernünftigkeit des Handelns des Angehörigen. Sein Orientierungsrahmen ist die übernommene Verantwortlichkeit für die Freiheit und die Sicherheit der Person, nicht mehr der Orientierungsrahmen eines gleichberechtigten Partners, der die Freiheitsrechte des anderen wahrt. Ab wann die Person sich selbst gefährdet und ihr die Freiheit dazu genommen werden muss, muss man, so Herr Auer, durch konkrete Erfahrungen herausfinden. Erst ein konkretes

---

[3] Bedeutung: Den Schlüssel herausziehen / wegnehmen

Erlebnis, in dem die betreute Person sich durch die Freiheit gefährdet oder gefährdet wurde, schafft für ihn den Kontrast, vor dem Freiheitsentzug als Sicherheit notwendig wird, auch wenn das gegen den Willen des Betroffenen geschieht.

Der Orientierungsrahmen „Verantwortung für Freiheit und Sicherheit" ermöglicht diesem Angehörigen ein flexibles Anpassen seines Verhaltens. Es ist Teil eines nicht-symmetrischen Rollenverhaltens, in dem der eine die Freiheit des anderen Partners überwacht, um Gefahrenpotenziale zu erkennen. Herr Auer hat damit einen Orientierungsrahmen wie ein Betreuer entwickelt.

Vom „Wildbach" zum „tiefen, ruhigen See"

Mit der Metapher „Wildbach" beschreibt Herr Auer kurz darauf die erste „wilde Zeit", mit vielen Auseinandersetzungen und unberechenbaren Aktionen seiner Gattin (40:15 – 40:37, A1 – erster Teil). Hier wurden die Themen von Freiheit und Sicherheit „abgearbeitet" und wuchsen die Partner schrittweise in ihre neuen Rollen hinein: Er als zunehmend Verantwortlicher, sie als Hilfe – und Pflegebedürftige. In der späteren Phase, die er mit dem „tiefen ruhigen See" vergleicht, waren Anpassungen nur mehr in größeren Abständen nötig.

„Kapitän" am Hilfe-Schiff

Schließlich fasst Herr Auer sein langes Statement zusammen (44:28 – 45:42, A1 – erster Teil): Nach reiflicher Überlegung hat er sich entschieden, die Betreuung seiner Frau zu übernehmen. Er hat mit ihr alle Stadien der Krankheit miterlebt. Er hat ihr so viel Freiheit wie möglich gegeben, bis fast etwas passiert ist. Die hilfreiche Veränderung war dann meist eine Einschränkung der Freiheit und Mobilität. Er hat Helferinnen engagiert und beschreibt sich als „Kapitän dieses Schiffs". Diese Metapher verdichtet die Letztverantwortung des betreuenden Angehörigen, die neue Rolle, in die er hineingewachsen ist.

Die ständige Spannung – Rucksack der Verantwortung

In der nächsten Passage (01:01:59 – 01:07:04, Interview A1 – erster Teil) greift zunächst auch Frau Dulisz das Thema „Freiheit versus Sicherheit" auf. Es dient als Hintergrund ihrer Schilderung, wie sie immer mehr in die Privatsphäre der Mutter eindringen musste. Die Fokussierungsmetapher ist die Erzählung der Situation, als sie eine Organisation um Hilfe rief und bereits nach wenigen Tagen jemand bei der Mutter in der Wohnung war. Die Hilfe von außen steht dann im Zentrum der weiteren Erzählung. Frau Dulisz berichtet im Modus der Argumentation, dass sie rasch gelernt hat, Hilfe zu organisieren, vermutlich weil sie selbst in einem helfenden Beruf tätig ist. Danach geht sie in die Bewertung über und initiiert damit eine Phase hoher interaktiver Dichte: **„Schrecklich**, schrecklich" sind die ständige Spannung, die

Schlafstörungen, die bleibende Verantwortung, trotz aller Hilfe von außen. Niemand fragt, wo ihre Freiheit bleibe.

Alle Gruppenmitglieder beteiligen sich daraufhin und bestätigen Frau Dulisz. Frau Berger bringt ebenfalls eine Metapher ein: Sie vergleicht die Verantwortung mit einem „Rucksack", den sie trägt: „der wird immer schwerer und immer noch was dazu". Sie betont mehr die Schwierigkeit der Verantwortung, wenn wichtige Informationen vor einer Entscheidung nicht zur Verfügung stehen, z.B. über die Kosten einer stationären Unterbringung.

Orientierungsrahmen bei allen Gruppenmitgliedern ist die Rollenübernahme der Betreuung mit der Letztverantwortung für Freiheit und Sicherheit der Person. Frau Dulisz erlebt diese Rollenübernahme als Einschränkung ihrer Freiheit. Im Vergleich zu den anderen Gruppenmitgliedern hat sie am wenigsten Erfahrung in dieser Rolle und ringt stark damit.

Sich den Wünschen der Betroffenen anpassen

In mehreren Passagen berichtet das Ehepaar Conrad gemeinsam, wie sie Hilfe und Pflege für die beiden Mütter und eine nahe Verwandte verantwortlich organisiert haben. Typisch ist die ausgewählte Sequenz (20:31-21:38, A1 – erster Teil): Ein einschneidendes Erlebnis war laut Frau Conrad der Sturz der Schwiegermutter. Dieser dient als Hintergrund, im Vordergrund beschreibt Frau Conrad die gemeinsamen Anstrengungen, um die Wünsche der Schwiegermutter zu erfüllen, besonders den Wunsch, in die eigene Wohnung zurück zu kehren: „wir habens dann wieder aufgepappelt[4]" und „hamma[5] gsogt, na gut, versuchen wirs acht Tag, nach acht Tag haben wir sie wieder zu uns genommen, des ist halt a so a ewiges Hin und Her gewesen."

Frau Conrad erzählt, wie die Schwiegermutter ihren Willen gezeigt habe: „ich geh euch nirgends hin, ihr brauchts gar nicht auf die Idee kommen, dass ich in ein Heim gehe." Damit hatte die Schwiegermutter zum Einen unterstellt, es sei das Interesse der Familie, dass sie in einem Heim wohne [ich geh euch nirgends hin – Hervorhebung durch die Autorin] und hatte zum Anderen auch gleich eine mögliche Konfliktlinie klar gemacht: Sie wollte in der eigenen Wohnung versorgt werden und nahm in Kauf, dass das für die Familie eine Belastung bedeutete. Frau Conrad hat sich diesem Wunsch angepasst „dann hab i gsogt, ok, dann müss mas a so machen"[6] und Hilfe für die Schwiegermutter organisiert: Notruftelefon, Heimhilfen.

---

[4] aufgepäppelt
[5] haben wir gesagt
[6] dann müssen wir es so machen

Als Orientierungsrahmen wird hier deutlich, den Willen der betroffenen Person möglichst zu respektieren, auch wenn das mit persönlichem Einsatz und Verzicht auf eigene Bedürfnisse verbunden ist.

Kampf mit dem Willen der Betroffenen

Frau Dulisz erzählt im selben Interview, wie es gelang, dass sie drei Wochen auf Kur gehen konnte und ihre Mutter, die noch allein in der eigenen Wohnung lebt, dennoch gut betreut war: Eine Kindheitsfreundin kümmerte sich um die Mutter (01:08:13-01:09:35, A1 – erster Teil). In dieser Erzählung wird der Interessenskonflikt der hilfebedürftigen Person „Mutter" und ihrer Hauptbezugsperson, „Tochter" noch verschärft: Die Mutter ist hilfebedürftig daheim, aber die Tochter kann nun wegen einer notwendigen Kur nicht für sie sorgen.

Die Kompromisslösung in dieser Situation könnte eine vorübergehende Ersatzpflege in einer Einrichtung sein: „Kurzzeitpflege" kennt Frau Dulisz und nennt diese Möglichkeit selbst. Sie verwirft diese Idee aber sofort aus zwei Gründen: die Organisation ist nicht so kurzfristig möglich und es besteht die Unsicherheit, ob die Mutter überhaupt zustimmen würde.

Schließlich beschreibt Frau Dulisz ihre innere Gefühlslage in diesem Interessenskonflikt und löst damit eine Phase mit hoher interaktioneller Dichte und Selbstläufigkeit aus: „ich muss auch aushalten ihre Proteste oder. ich **kann** das manchmal nicht, wirklich, ich kann das manchmal nicht, das ist schwierig." Alle vier Frauen in dieser Interviewgruppe bestätigen die emotionale Bedrängnis, teils durch Stöhnen, teils mit eigenen Worten. Die Reaktion auf Hilfeangebote ist selten Dankbarkeit, viel eher Widerstand „egal was ma macht." So kommt es, dass die Balance von Geben und Nehmen nicht hergestellt werden kann. „**Ja**, man sagt sich dann selber, um Gottes Willen, wieso hob i mir des verdient?" Statt eines Lohns, wie auch immer dieser aussehen könnte, erfahren die Angehörigen Protest und Widerstand auch bei sinnvollen und nötigen Angeboten. Die Übernahme der helfenden Rolle wird erschwert bis unmöglich gemacht, denn die demenziell erkrankte Person agiert nicht kooperativ oder rational, sondern wehrt sich gegen Hilfe „in jeder Situation" aus Sicht der Angehörigen.

Der Eigenwillen der Erkrankten wird im Hilfekonzept der Angehörigen zum „Protest", sie orientieren sich damit eher an eigenen bzw. übernommenen Vorstellungen der Hilfe als am aktuell geäußerten Willen der Betroffenen. Das verschärft den Interessenskonflikt der Parteien. Nicht nur die aktuellen Wünsche und Interessen der beiden Seiten müssen austariert werden, sondern die Angehörigen versuchen zusätzliche Normen von Hilfe zu erfüllen. Sie orientieren sich dabei auch am Leben vor der Erkrankung, also daran was früher Normalität in der Familie war.

Betroffene: Schwäche und Stärke verbinden, die Entscheidung der anderen einfordern

Auch aus Sicht der Betroffenen ist ein Abschied von der Selbstsorge ein herausfordernder Prozess.

Die beiden Mitglieder der Gruppe „Betroffene Damen" sehen diese Anforderung sehr unterschiedlich (00:59 – 9:32 Interview B 1 - zweiter Teil). Frau Meixner hat sich pro-aktiv mit der Aussicht auf zunehmenden Hilfebedarf beschäftigt: Sie hatte sich überlegt, in ein Heim zu ziehen und sich sogar schon angemeldet. Sie wollte von ihrem Partner nicht einfordern, die nötige Fürsorge für sie zu übernehmen. Sehr wohl aber hat sie ihm zugemutet, bewusst mit ihr Entscheidungen für die Zukunft zu treffen. Die Fokussierungsmetapher ist eine kurze Erzählung: Frau Meixner stellte ihrem Partner die Frage, ob es annehmbar sei, dass „ich jetzt so komisch werd". Von ihrer Ehrlichkeit ist sie auch rückblickend noch begeistert. Sie hätte sich zugetraut, eine Trennung von diesem Partner zu bewältigen. Umso mehr war es „aufbauend", vom Partner zu hören, dass er die neue Situation akzeptiert.

Auch die erwachsenen Töchter zeigen Frau Meixner deutlich, dass sie ihre Nähe wollen und sie als wichtigen Teil der Familie einbinden. Man traut ihr auch zu, dass sie auf das Enkelkind aufpasst und gibt dafür entlastende Hilfeangebote im Hintergrund, auf die sie bei Bedarf zugreifen kann.

Frau Meixner kontrastiert ihre frühere Berufsrolle als Ärztin, in der sie sich „stark" und als „Gebende" erlebte, mit ihrer derzeitigen Rolle, in der sie Hilfe annimmt. Ihre „Hilflosigkeit" anzuerkennen fällt ihr leichter, weil sie in ihrem Umfeld dafür nicht „verachtet" oder „verstoßen" wird. Im Gegenteil, sie erfährt, dass auch Jüngere Dinge vergessen und Fehlleistungen als normal gesehen werden in dieser Zeit der „wild vielen Eindrücke": „dass eben die jungen °auch erzählen, geh bitte, reg dich net so auf, uns geht's auch aso°."

Frau Meixner hat einen neuen Orientierungsrahmen entwickelt, der die Ambivalenz von Stärke und Schwäche zulässt. Sie kann ihre Hilfebedürftigkeit verbinden mit der Selbstsicherheit, weiterhin Zugang zu wichtigen eigenen Ressourcen zu haben. Hilfreich ist für sie die Erfahrung, dass sie vom Umfeld auch mit ihren Schwächen akzeptiert ist und darüber hinaus auch gebraucht wird und „einen vollen Terminkalender" hat. Die „Ehrlichkeit", mit der sie sich der neuen Situation gestellt hat und immer noch stellt und mit der sie ihr Umfeld auffordert, ihre zunehmende Schwäche anzuerkennen, „taugt" ihr und stärkt sie.

Schwäche oder Stärke? Unklarheit: Was schaffe ich? Was traut man mir zu?

Der Orientierungsrahmen von Frau Liebig zeigt weniger Spannungstoleranz. Sie konstruiert Selbstsorge und Fürsorge als Entweder-Oder und ist daher verwirrt durch widersprüchliche Erfahrungen: „diese Diskrepanz macht mir halt zu schaffen". Auch aus ihrem Umfeld erhält sie widersprüchliche Botschaften. Der Umgang mit dem Computer hatte sie interessiert, aber die Familie hatte es ihr nicht zugetraut: „das schaffst du nicht mehr in dem Alter". Mit Hilfe eines Lehrers hat sie dennoch einiges gelernt. Vor allem von der Tochter erlebt sie Einflussnahmen, durch die sie sich als „Hilflose" „abgestempelt" sieht. Dem gegenüber wird sie von ihrem ehemaligen beruflichen Umfeld immer noch eingeladen, aushilfsweise mitzuarbeiten und erfährt dort viel Anerkennung. Frau Liebig erzählt von ihrer Wohnsituation allein in einem Haus. Sie weiß, dass sie auf Hilfe angewiesen ist, um dort leben zu können. Aber sie orientiert sich noch am Rahmen der Selbstsorge und deutet Hilfeangebote negativ: „traut man mir so wenig zu".

Fürsorge als Dominanz der Frauen - Hilfe annehmen aus Gefälligkeit

Auch im Gruppengespräch der beiden Herren zeigen sich sehr unterschiedliche Annäherungen an das Spannungsfeld Selbstsorge – Fürsorge. Aus den Beiträgen von Herrn Freund wird vor allem sichtbar, dass sein Lebensbereich nun stark von den Entscheidungen von Frauen abhängt. So erzählt er zum Beispiel (32:07 – 37:02 Interview B2), dass seine Frau den Besuch im Tageszentrum für ihn organisiert hat, er ist „mitgfohrn". Es gab aber schon von Anfang an Probleme, seine Frau kritisierte ihn und schlussendlich blieb er als „der Böse" übrig. Der Leiterin im Tageszentrum hätte er gern selber gesagt, dass er nicht bleiben will, aber sie hatte es schon (vermutlich von seiner Frau) erfahren.

Der Orientierungsrahmen, den Herr Freund in seiner Erzählung auch weiterhin nützt, ist der der Selbstsorge, wobei er seinen Status als selbständiger Mann gegen ein dominantes weibliches Umfeld verteidigen muss. Wenn seine Frau Initiativen setzt, geht er wie aus Freundlichkeit auf ihre Angebote ein. Dennoch kann er es der Gattin nicht recht machen und wird kritisiert. Auch im Tageszentrum bringt er sich zuerst wie ein ebenbürtiger Partner der Leiterin ein und gibt ihr Ratschläge. Die Wortfindungsstörungen von Herrn Freund müssen in diesen Auszügen mitbedacht werden: „sog ich i hob in der ersten Woche hab ich zu ihnen gesagt, sie soll sich ein bisserl engagieren, damit sie im Team die **Oberhand** kriegt".

Er muss sich in dem dominanten und weiblichen Umfeld mit vielen Dingen kritisch auseinandersetzen. So weist er die für ihn unpassenden Beschäftigungsangebote zurück: „der nimmt den Ball so in die Hand und merkt, dass keine Luft drinnen ist, na da bin i gfohrn[7]". Er zeigt auch Fürsorglichkeit den anderen Tagesgästen gegenüber: „es sitzt ja wieder nur der

---

[7] da hab ich mich aufgeregt

Kreis zsamm[8], sie müssen was anderes tun mit ihnen". Orientierungsrahmen von Herrn Freund ist der starke und fürsorgliche Mann, der schon bereit ist, sich anzupassen, aber im Grunde über sich selbst bestimmen möchte. Hilfeangebote anzunehmen, deutet er wie ein Eingehen auf Wünsche aus Gefälligkeit, wohl wissend, dass er damit das Rollenangebot als Hilfeempfänger nicht annimmt und es zu Auseinandersetzungen kommen kann.

Selbstsorge mit Fürsorge für sich und andere verbinden
Im Unterschied zu Herr Freund spricht Herr Hoffman offen über seine Defizite und dass er „eher wie ... a bravs Kind" behandelt wird. Er wehrt sich nicht gegen den Orientierungsrahmen der Fürsorge, denn er verbindet ihn mit dem fortwährenden Versuch der Selbstsorge. Dies bringt die hier ausgewählte Erzählung auf den Punkt (38:59 - 41:41 – Interview B2): Herr Hoffman berichtet von seiner Suche nach Möglichkeiten, dem Abbauprozess im Gehirn entgegenzuwirken, durch die er einen Tee gefunden hat, der ihn beruhigt.

Die Fokussierungsmetapher „Tee" veranschaulicht viele Aspekte, die Herr Hoffman als typisch für sich selbst bezeichnet: Er ist immer auf der Suche, er sucht verlässliche, medizinische Hilfe: „mit dem arbeiten Wissenschaftler", und er versucht etwas zu finden, womit er sich selbst helfen und andere entlasten kann. Schließlich will er das Gefundene auch an andere weitergeben, um anderen zu helfen, wie er es früher sehr erfolgreich gemacht hat: „Das ist was sehr Erfüllendes für mich, das habe ich eigentlich jahrelang gmacht im Geschäft ... mit sehr gutem Erfolg."

Wie bereits im Kapitel 5.2.1 erwähnt, ist die Symmetrie der helfenden Beziehung für Herrn Hoffman sehr wichtig: „Habe auch sehr viel zurückbekommen, muss ich ehrlich sagen, also wer gibt, dem wird gegeben, aso das stimmt auf jeden Fall. und das macht natürlich das Leben sehr interessant.".

Er bemerkt den Verlust dieser Symmetrie schmerzlich: „Und diese Möglichkeiten werden halt leider immer weniger, und jetzt ist es so weit, durch manche, die mich näher kennen, wissen, dass ich vergesslich bin und nehmen sie mich nicht mehr ernst.".

Herr Hoffman hat wie Frau Meixner akzeptiert, dass er vergesslich ist und hat den Orientierungsrahmen als Hilfebedürftiger teilweise übernommen. Dies ist für ihn aber mit negativen Erfahrungen verbunden, die den Gegenhorizont bilden für sein Bemühen um Selbstsorge: Er kann sich selbst helfen und könnte auch anderen seine Erfahrungen weitergeben. Wie Frau Meixner sieht er trotz seiner Hilfebedürftigkeit noch viele Ressourcen bei sich, die er für sich selbst und für andere einsetzen will.

---

[8] zusammen

Fürsorge von Dritten akzeptieren, um die Familie zu entlasten

Die häufigste Mitteilung der beiden Interviewpartner, die in einem Pflegeheim wohnen, ist: Sie sind freiwillig in das Heim gezogen, um Frieden mit der Familie zu haben. Beide betonen, dass sich die Familie liebevoll um sie kümmert und sie nicht im Streit in das Pflegeheim gezogen sind. In der hier ausgewählten, typischen Passage (17:17 – 18:40, Interview B3) erklärt Frau Neuner: „also alle haben einen Beruf und dann (.), sie wollen mich auch nicht vernachlässigen und dann haben sie … einen Stress, und das will ich nicht." [Auslassung durch die Autorin].

Es ist ihr bewusst, dass sie die Hilfe ihrer Angehörigen in Anspruch nehmen musste und sie akzeptiert ihre Hilfebedürftigkeit. Frau Neuner hat den Orientierungsrahmen der Fürsorge übernommen, will aber keinesfalls ihre Angehörigen damit belasten: „und das ist unvermeidlich, weil man lebt ja weiter, net, man muss ja - sie müssen für mich einkaufen oder mir was zum Essen bringen, und das brauchen sie alls net."

Der Mann wird bedient

Herr Orth führt in diesem Gespräch noch ein geschlechtsspezifisches Argument an (11:29 – 12:38, Interview B3): „es ist afoch so der **Mann** (.) lässt sich gern bedienen" und argumentiert: Er wurde immer von seiner Frau versorgt. Da sie aber schon über 80 Jahre alt ist, kann er das nicht mehr von ihr verlangen. Auch Herr Orth zeigt in diesem Abschnitt, dass er den Orientierungsrahmen der Fürsorge übernommen hat: Es ist selbstverständlich, dass für ihn gesorgt wird. Das bedeutet aber nicht, dass er keine Verantwortung mehr hat. Da er weiß, dass seine Gattin nicht mehr so gut für ihn sorgen kann, ist es seine Verantwortung, sie zu entlasten und damit zufrieden zu sein, im Heim zu wohnen. Er führt seine Erzählung fort: Seine Frau ist ihm „eine sehr wichtige Person", das betont er, indem er es auf hochdeutsch ausspricht. Er wünscht sich, dass er sie noch lange nicht verliert. Im Zusammenhang mit dem Wunsch, die Frau zu entlasten, wird die Akzeptanz der Lebenssituation im Heim zu seinem Beitrag zum Wohlergehen der Gattin und der Familie.

Familiennetz: Man hat immer zusammengeholfen

Die Selbstverständlichkeit, mit der Herr Orth Hilfe annimmt, hängt mit seiner Familienorientierung zusammen, die sich in mehreren Passagen zeigt. Typisch ist die hier ausgewählte Episode (25:35 – 26:18, Interview B3): Auf die Frage, wie der Alltag bewältigt wurde, erwähnt Herr Orth zuerst, dass er keine Probleme hat. Auf die Nachfrage, wie das gelungen ist, argumentiert er: Der Alltag kann bewältigt werden, wenn man mit allen in Harmonie lebt. Solange die Harmonie in der Familie besteht, ist es selbstverständlich, dass jeder mithilft. So konnte die Familie auch selbst ein Haus bauen, bei dem die Kinder „brav" mitgeholfen haben.

Sein Beitrag zur Familienharmonie war der Einzug in das Pflegeheim – nun kann er sich vom Familiennetz tragen lassen und Hilfe von seiner Familie ruhig annehmen.

Familie nicht verpflichten: Unabhängigkeit auf beiden Seiten schafft Augenhöhe
Der Einzug in ein Pflegeheim ist für die Mitglieder der Gruppe „Betroffene im Pflegeheim" ihre Form der Selbstsorge. Damit schaffen sie sich auch eine gewisse Unabhängigkeit von den Angehörigen. Besonders Frau Neuner legt Wert darauf, dass sie ihre Familie nicht verpflichten will (51:01 – 51:32, Interview B3): „ich sage auch nie, das haben sie von mir noch nie gehört, bitte besuch mich, das hab ich mir fest vorgnommen, das sag ich nicht. wer kommen will, kommt, a jedem stehts frei. aber drum bitten tu ich nicht, a bissel an Stolz habe ich mir schon no erhalten".

Die eigene Hilfebedürftigkeit wird zwar als Orientierungsrahmen akzeptiert, Abhängigkeit von der Familie ist aber der Gegenhorizont, vor dem Frau Neuner ihre Unabhängigkeit betont, die sie durch das Wohnen im Pflegeheim gewonnen hat. Diese Unabhängigkeit gilt für beide Seiten: Sie will die Familie nicht dazu verpflichten, sie zu besuchen. Dadurch ermöglicht sie einen freiwilligen Kontakt nicht als Hilfeempfängerin, sondern auf Augenhöhe.

5.3.3 Verzicht, Anpassen der Lebensentwürfe

In allen Gruppen thematisieren die Teilnehmenden spontan, dass und wie sie ihre Lebensentwürfe durch die Demenzerkrankung anpassen mussten. Die wichtigsten Einschränkungen beziehen sich auf folgende Aspekte:

Kaum Freizeit, Urlaub auf Abruf, auch in der Pension
In der Gruppe A1 Erfahrene Angehörige antwortet Frau Conrad auf die Frage: Was hat sich verändert in ihrem Leben? „Na viel!" (22:26 – 24:02, Interview A1 – erster Teil). Vor allem ist die Freizeit jetzt sehr begrenzt, weil sie mit ihrem Mann beide Mütter zu betreuen hat. Trotz Pensionierung erleben die Partner keine frei verfügbare Zeit, sondern halten sich ständig bereit. Sie sind froh, dass sie zum Unterschied von Bekannten, ihre Mütter noch haben. Aber sie haben von der Pension „no nix ghobt"[9].

Beide Mütter sind mittlerweile im Pflegeheim untergebracht. Trotzdem verzichtet das Paar auf Flugreisen oder auf längere Urlaube, weil sie rasch vor Ort sein wollen, falls etwas passiert.

---

[9] noch nichts gehabt von der Pension

Der dominante Orientierungsrahmen, der von beiden Partnern übernommen wird, ist die starke Familienbeziehung: Freude, einander zu haben, und auch Verpflichtung zur Sorge füreinander. Im Kontrast dazu steht der Verzicht auf selbstbestimmte, freie Zeit. So zu leben, wäre außerhalb ihres Orientierungsrahmens. Die Aussage „no nix ghobt" zeigt aber das Bedauern darüber und dass die gelebte Beziehung zu den Müttern den Verzicht nicht ausreichend ausgleichen kann.

Den Erkrankten nicht allein lassen können

Auch in der zweiten Angehörigengruppe wird spontan und mehrfach von den Einschränkungen berichtet, die mit der Erkrankung einhergegangen sind. Die Angehörigen wohnen mit der erkrankten Person im gleichen Haushalt. Besonders belastet sie die Einschätzung, dass sie den Erkrankten nicht mehr allein lassen können.

In der ausgewählten Passage (01:34 – 02:27, Interview A2 – zweiter Teil) erzählt die Tochter, dass ein kurzer Erholungsurlaub mit der Mutter jetzt nicht mehr möglich sei: „wir können den Papa nicht mehr allein lassen... die Wohnung kennt ma nimmer". Die Tochter übernimmt eine Fürsorgerolle sowohl gegenüber der Mutter wie auch dem Vater, wobei sie hier nicht das Wohlbefinden des Vaters, sondern den Zustand der Wohnung als Argument angibt. Mit diesem kurzen Nebensatz wird die Einschätzung deutlich, dass „die Wohnung", die Sphäre der Mutter, besonders in Mitleidenschaft gezogen würde, vermutlich mehr als der Vater. Dies träfe wiederum die Mutter – so verschärft sich das Dilemma. Erholung für die Mutter ließe sich nur finden, wenn auch der Vater Unterstützung erhalten könnte und das wäre nur mit Hilfe von außen möglich: „jeder Support (.) des wär hilfreich, ja?"

Den Partner mitnehmen oder verzichten

Kurz danach greift auch Frau Freund das Thema auf, dass sie ihren erkrankten Gatten nicht allein zuhause lassen will (06:35 – 07:14, Interview A2 – zweiter Teil): „ich wollt ihm nicht den Stress machen, dass er eben (.) so lange alleine ist". Als Fokussierungsmetapher erzählt sie vom langjährigen Opernabonnement und zeigt an diesem Beispiel ihre Strategien: Manchmal verzichtet sie auf die Besuche, in diesem Fall ohne Bitterkeit: „also das tut mir nicht weh, dass ich das aufgegeben hob." Dann aber betont sie, dass sie sonst „alles zusammen" machen: „da hab ich a glaubt, das wird gor net so gehen, dass ich ihn <u>überhaupt</u> alleine lassen kann und jetzt nehm ich ihn halt mit."

Orientierungsrahmen für Frau Freund ist eine Balance: eigene Bedürfnisse zu befriedigen und gleichzeitig auf die Bedürfnisse des Gatten einzugehen. Das bedeutet, dass sie ihn möglichst wenig Stress aussetzen will. Deshalb nimmt sie Verzicht in Kauf. Andererseits mutet sie ihm auch zu, sie manchmal zu begleiten.

Trotz Verlusten und Verzicht die Beziehung leben
Mehrmals betont Frau Eibner, die ihren Gatten bereits sehr lange betreut, dass durch die Erkrankung „alles" anders geworden ist. In ihrem ersten Statement im Erzählteil (26:45 – 29:16, Interview A1 – erster Teil) zählt sie eine Reihe von Veränderungen auf, von denen die meisten mit Verzicht verbunden waren: So hat sie den Kontakt zu einer Stieftochter verloren, die mit der Erkrankung des Vaters nicht umgehen kann. Die vielen Pläne, die das Paar vor der Pensionierung hatte, mussten aufgegeben werden: „also (2) ganz ganz anders als wir es eigentlich (2) vor gehabt haben,", „wie wir in Pension gangen san[10], ja, was wir da alles unternehmen wern und was wir alles machen werden und was wir für die Kinder alles machen werden, °alles anders geworden°. (7)".

Die sieben Sekunden dauernde Pause nach ihrem Bericht zeigt etwas von der Betroffenheit der anderen Gesprächsteilnehmer, die anschließend diese Erfahrungen bestätigen.

Es ist Frau Eibner aber wichtig, auch etwas Positives zu erwähnen und sie erzählt, dass sie jetzt, wo der Gatte im Pflegeheim wohnt, die Zeit mit ihm positiv erlebt, weil sie den anstrengenden Alltag „beiseite schieben" kann: „und wir sind wirklich (1) füreinander da", „und wenn wir nur Handerl halten. für des haben wir früher auch keine Zeit ghabt, weil der Alltag war (.), hat Überhand genommen." Trotz des Verzichts auf viele Pläne wertet Frau Eibner es als positiv, dass sie (wieder) mit ihrem Mann Zeit verbringen kann, wo sie „füreinander da" sein können. Dabei spricht sie nicht von einer einseitig helfenden Beziehung, bei der sie für den Mann da ist. Das Aufrechterhalten einer symmetrischen Partnerbeziehung ist wichtiges Element ihres Orientierungsrahmens.

Die Unterbringung ihres Mannes in einem Pflegeheim ermöglicht ihr wieder, eine symmetrische Beziehung zu erleben, was vorher bei all den Anforderungen und Auseinandersetzungen im Zug der Alltagsbewältigung nicht mehr möglich war.

"Alterslimit": Rückzug und Besinnung auf "Basics" als Strategie
Verzicht auf besondere Erlebnisse, wie z.B. Reisen, und die Besinnung auf Grundlegendes sind auch Themen in allen drei Gruppen von Betroffenen. Im Gespräch der beiden Damen erzählt Frau Liebig (34:38 – 37:53, Interview B1, zweiter Teil) mit Emotion von den Reisen mit einer Freundin, die sie auch an exotische Orte wie Myanmar gebracht haben, allerdings immer unter einem gewissen Zeitdruck: „jetzt hätt ich mehr Zeit und jetzt trau ich mir das nicht zu…

---

[10] Wie wir in Pension gegangen sind

[Auslassung durch die Autorin] weil ich einfach keinen entsprechenden Partner habe." Ihre Freundinnen „trauen sich das nicht mehr zu." Und auch sie selbst weiß, dass sie nicht so belastbar ist wie früher. Sie bedauert es, dass es beim Reisen ein „Alterslimit" gibt. Frau Meixner wiederum hat nie auf große Reisen Wert gelegt. Ihre Auszeiten führen in das Umland von Wien: „ich… [Auslassung durch die Autorin] komm mit ganz wenig aus, und hab gelernt die Basics zu genießen."

Die beiden Frauen zeigen verschiedene Orientierungsrahmen, die nebeneinander stehen bleiben. Frau Liebig orientiert sich noch stärker an dem, was sie früher konnte. Im Kontrast dazu sieht sie die „Abstriche", die es bedeutet, jetzt keinen Partner zu haben, mit dem sie sich eine Reise zutrauen würde. Frau Meixner orientiert sich mehr an den Möglichkeiten, die sie aktuell hat und die sie auch gelegentlich nützt und genießt: „aber wirklich brauchen und glücklich bin ich halt schon auch in Mxxx".

Verzicht und Vorbereitung auf „den Himmel"
Herr Hoffman (1:17:40 − 1:19:40, Interview B2) beschreibt sich als jemanden, der immer da ist, „wenn man was lernen kann und wenn man was helfen kann". Doch das Helfen hat immer mehr Grenzen. Vor allem, seit er seinen kleinen Betrieb und verschiedene Ehrenämter zurückgelegt hat, nimmt er wahr, wie sein geistiges Potenzial abnimmt. Er will aber nicht nachlassen, sondern bemerkt sogar, dass sich neue Möglichkeiten auftun: Er nimmt die kleinen Dinge des Alltags bewusster wahr.

Der Vergleichshorizont sind die alten Zeiten, „da ist viel mehr passiert", da ist er sogar „jahrzehntelang [Auslassung durch die Autorin] in der Weise immer überfordert gwesen". Der Unterschied zu den Begrenzungen jetzt „is a bissel groß, net?".Trotzdem zeichnet er die jetzige Situation nicht lediglich als Verlust, sondern als annehmbare Vorbereitung auf „die Ruhe" und den „Himmel". Der alte Orientierungsrahmen des stetigen Lernens und Helfens ist „scheinbar… [Auslassung durch die Autorin] bei mir net mehr notwendig". Die neue Orientierung geht über das Leben hinaus, er deutet seine derzeitigen Begrenzungen als Vorbereitung auf das, was ihn nach dem Tod erwarten wird. Auch diese letzte Phase erleidet er nicht nur, sondern geht aktiv darauf zu: „aba des hob i a scho gmocht[11]. i kenn mi im Himmel besser aus wia, wie in Wien.". Sein folgendes Lachen zeigt Selbstironie und gibt dieser Aussage eine menschliche Größe.

Sich begnügen und „net raunzen"
Im Gespräch mit den beiden Personen, die im Pflegeheim wohnen berichtet Frau Neuner in einer längeren Passage von ihren früheren Familienurlauben. Eine Sequenz hoher interaktiver

---

[11] aber das hab ich auch schon gemacht

63

Dichte (54:34 – 56:16, Interview B3) folgt dieser Schilderung: Herr Orth kontert zunächst mit launigem Lachen und dann: „Jo bei mir ist es so, i hob immer Urlaub". Er beschreibt danach ganz realistisch: „und wir könnten auch gar nimmer". Das bestätigt die Interviewpartnerin sofort: „Jetzt geht's bei mir a nimmer, bleib i halt <u>do</u>".

Herr Orth deutet diesen Verlust nicht negativ, denn man „wird auch <u>genügsamer</u> und <u>gemütlicher</u>" und auch hier schließt sich Frau Neuner an und ergänzt: „und bescheidener... <u>das</u> muss nimmer sein, ma is a nimmer so.... lebhaft und so <u>agil</u>... das <u>war</u> einmal." [Auslassungen durch die Autorin]. Herr Orth betont: „Für mich ist es halt zuhause das schönste", „da werd ich versorgt". In raschen Wechsel bestätigen sich die beiden, Frau Neuner schließt zusammenfassend ab: „Man muss sich bemühen, mit allem zufrieden zu sein und man muss das annehmen so wie es <u>ist</u>, sonst wird man unglücklich. ... es fällt nicht leicht, aber ich hab mir vorgenommen, ich werd nicht raunzen ... ich lass es über mich ergehen." [Auslassungen durch die Autorin].

Auch wenn beide Gesprächspartner sich darin bestätigen, dass sie jetzt keine Urlaube mehr machen könnten und möchten, scheinen die Orientierungen doch etwas unterschiedlich.
Im Vergleich mit dem Leben vor ihrer Erkrankung und dem Heimeinzug erlebt Frau Neuner, dass sie bescheidener geworden ist. Es fällt ihr „nicht leicht", sich zu begnügen, aber sie will sich keinesfalls beklagen. Das Verreisen hatte für Herrn Orth schon früher keine große Bedeutung. So entfällt dieser Vergleichshorizont. Er ist zufrieden, wenn er gut versorgt wird und die Beziehung zu Frau und Kindern harmonisch ist.

Mit unterschiedlichem emotionalen Erleben von Verzicht haben beide denselben Orientierungsrahmen der Fürsorge übernommen: Sie wollen keine Ansprüche stellen, sondern das akzeptieren, was ihnen geboten wird.

5.3.4 Zusammen mit Profis: Das spezielle Geschäft des Helfens für Menschen mit Demenz

Die Beiträge der Befragten geben Hinweise, wie sie ihr Verhältnis zu (professionellen) Dienstleistern konstruieren. Sie zeigen auch spezielle Herausforderungen auf, denen sich Helfende und Hilfeempfänger bzw. Kunden stellen müssen. Aus den Grundorientierungen der Befragten lassen sich nicht nur Empfehlungen für mögliche Dienstleistungsangebote ableiten (s. Kapitel 6.4), sondern vor allem Empfehlungen, wie ein Zugang gefunden werden kann und wie Kommunikation und Kooperation befriedigend und effektiv gestaltet werden können.

Hilfe von außen als rettende Entlastung für sich, dankbare Akzeptanz der Angebotslogik

Wo Angehörige von Erfahrungen mit sozialen Dienstleistern berichten, tun sie dies überwiegend wertschätzend bis dankbar. In der hier beispielshaft ausgewählten Passage (22:43 – 23:22, Interview A1 – zweiter Teil) drückt Frau Dulisz zwei Aspekte ihrer Haltung gegenüber Hilfe von außen deutlich aus. Der eine Aspekt ist die Dankbarkeit „Also ich bin jedenfalls dankbar für jede Art Hilfe, äh, die ich bekomme, um ((atmet stark aus)) ein bisschen tieferen Atem zu nehmen." Interessant ist hier die Formulierung „Hilfe, die ich bekomme" [Hervorhebung durch die Autorin]. Frau Dulisz konstruiert so wie auch andere Angehörige Hilfe von außen sehr oft als Hilfe für sich selbst, in diesem Fall als Entlastung.

Der zweite Aspekt ist das Akzeptieren der Angebotslogik der Organisation. Nicht nur in dieser Passage spricht Frau Dulisz davon, dass die Situation an Wochenenden und Feiertagen für sie belastend ist, weil die Mutter an diesen Tagen nicht betreut wird bzw. das Tageszentrum nicht besuchen kann.

Sie übt aber keine Kritik an den Dienstleistern oder stellt keine Anforderungen an diese. Der Vergleichshorizont ist die Situation ohne Dienstleister – und diese wäre noch schlechter. Dieser Vergleichshorizont macht Frau Dulisz dankbar und in einem gewissen Sinn abhängig. Sie entwickelt keine Ansprüche an günstigere Betreuungszeiten. Eine Freundin, die mit der Mutter am Wochenende Zeit verbringt, erscheint als „Heilige" und hilft, den Engpass zu überbrücken.

Soziale Dienstleister als Autorität – Beispiel Gedächtnistraining

In der Gruppe A1 Erfahrene Angehörige löst Herr Auer eine interaktiv sehr dichte Passage aus, als er das Angebot „Gedächtnistraining" erwähnt. Typisch ist der Beitrag von Herr Conrad (44:32 – 45:25, Interview A1 – zweiter Teil). Er erzählt, dass seine Mutter nicht mehr hingehen will. Sie fühlt sich herabgesetzt und gekränkt. Die Situation erinnert die Mutter an die Schulzeit: „in der Schul wor i a net so guat, du worst a net so guat hots gsogt". Die Mutter appelliert an das Verständnis des Sohnes. Er war ja auch nicht so gut in der Schule und muss doch noch wissen, dass man sich da nicht wohl fühlt.

Die GruppenteilnehmerInnen stimmen darin überein, dass das Gedächtnistraining durch Elemente wie den Vergleich mit anderen oder die Konfrontation mit der Tatsache, etwas nicht mehr beantworten zu können, schmerzend für die Betroffenen ist. Dennoch wird keine Kritik an der Durchführung geübt. Die Organisation erscheint als Autorität, der man vertraut. Die Angehörigen erweitern den Orientierungsrahmen ihrer Fürsorge um die Aktivitäten in der Organisation und agieren dann gegenüber ihren Angehörigen nach dem Motto: Die dort und ich, wir wissen, was für dich gut ist, auch wenn du das nicht immer willst. Der dichte und selbstläufige Austausch im Gespräch untereinander scheint allerdings ein Hinweis auf

Verunsicherung und Zweifel zu sein, ein Versuch der Selbstvergewisserung, ob das Gedächtnis-training eine angemessene Aktivität für die Betroffenen ist.

Institution als letztes Sicherungsnetz

Etwas später erzählt Herr Auer (51:40 – 52:48, Interview A1 - erster Teil), dass er einen „Schwur" getan hat, seine (mittlerweile verstorbene) Frau nie wieder in ein Heim oder ins Krankenhaus zu bringen. Er hat die Betreuung zuhause durchgestanden, dennoch hat er in der letzten Zeit die Unterbringung in einem Heim überlegt. Dies aus Sorge was sein wird, wenn er selbst die Pflege einmal nicht mehr leisten kann.

Damit löst Herr Auer eine Phase hoher Selbstläufigkeit aus. Die vier Personen, deren erkrankte Angehörige im Pflegeheim wohnen, beteiligen sich in raschem Wechsel, bauen aufeinander auf, bestätigen sich: „Die Sorge begleitet einen eigentlich immer".

Die erfahrenen Angehörigen haben nach und nach Aufgaben und Rolle der Betreuung übernommen. Ihr Orientierungsrahmen definiert sie in der Position der Stärke, was Vor-stellungen von eigener Schwäche bzw. von eigenen Grenzen vorerst ausschließt. Entsprechend beunruhigend sind daher die Wahrnehmungen des eigenen Älterwerdens oder vorausschauendes Denken: „Jo wos passiert, wenn... mit mir...was passiert" [Auslassungen durch die Autorin].

Lassen die Angehörigen schließlich die Ambivalenz zu von eigener Stärke und Schwäche, beginnen sie mit der Suche nach neuer Sicherheit bei Institutionen, z.B. der Wohnalternative „Pflegeheim".

Profis haben eigene Sorgelogik: Gesetzliche Vorgaben schränken Freiheitsentzug ein

„Freiheit vor Sicherheit" ist eine Metapher, die in der Gruppe A1 Erfahrene Angehörige immer wieder aufgegriffen wird. Sie wird besonders verbunden mit der Zusammenarbeit mit Professionellen, wie die hier ausgewählte Passage zeigt (53:53 – 56:03, Interview A1 - erster Teil).

Zunächst lobt Frau Conrad ein bestimmtes Pflegeheim, in dem drei ihrer Angehörigen wohnen. Mit dieser Wahl kann sie zufrieden sein, sie hat schließlich den Vergleich mit anderen Häusern erlebt „das ist wirklich das Beste vom Besten". Frau Conrad ist „beruhigt" – dagegen opponiert schließlich Frau Berger. Sie stellt mehrmals in Frage, dass die Unterbringung in einem Heim „die Lösung" ist, denn auch im Pflegeheim kann etwas passieren. Frau Conrad wehrt sich: „Na des <u>waas</u> i scho,..."[12] betont sie. Mehrere Personen sprechen gleichzeitig. Schließlich bittet die Interviewerin Frau Berger, zu Ende zu sprechen und diese erklärt: Es ist im Pflegeheim nicht möglich, Stürze sofort zu bemerken, vor allem in der Nacht, wenn zwei Nachtdienste für drei Stockwerke zuständig sind und die BewohnerInnen Notrufarmbänder vielleicht nicht bedienen können. Frau Berger spricht aus akuter Betroffenheit: Am Vormittag dieses Tages war sie mit ihrem Gatten im Krankenhaus, weil er wieder einmal in der Nacht gestürzt war und genäht werden musste. Sie argumentiert: Das Pflegeheim trifft daran keine Schuld, es sind die gesetzlichen Vorgaben, die die Sicherheit in Pflegeeinrichtungen reduzieren zugunsten der persönlichen Freiheit.

Die Heftigkeit der Sequenz zeigt den emotionalen Aufruhr, den Frau Berger mit ihrem kritischen Hinterfragen auslöst: Wenn Angehörige ihre eigenen Kräfte relativieren und auf etwas noch Verlässlicheres als sich selbst bauen wollen, verunsichert sie die Wahrnehmung der Grenzen der Einrichtung besonders.

Auch die Institution bietet keine Garantie, dass ihre Ansprüche an die Betreuung und Pflege des erkrankten Angehörigen verwirklicht werden. Die Sicherheit der betreuten Personen kann nicht soweit garantiert werden, dass keine Stürze oder Verletzungen passieren. Nicht nur die Einsicht in diese für manche enttäuschende Tatsache mutet Frau Berger den anderen Gruppenmitgliedern zu. Sie zeigt auch ihre Ohnmacht, Einfluss auf die Arbeit des Pflegeheims zu nehmen. Die Gestaltungsmacht ist nicht mehr bei den dort Tätigen, sondern bei der öffentlichen Verwaltung. Obwohl Frau Berger mit „Stadtrat XXX einen <u>großen</u> Krieg" führt, kann sie die gewünschten Sicherheitsmaßnahmen für ihren Gatten nicht erwirken.

Frau Berger zeigt in dieser Passage aber auch ihre weiterhin bestehende Fürsorge-Orientierung: Die Verantwortlichkeit für ihren Gatten hat sie nicht völlig an das Pflegeheim übergeben. Zu sehr weicht die eher an Freiheit orientierte Sorgelogik im Heim von ihren eigenen Ansprüchen an Sicherheit für den Gatten ab.

24-Stunden-Betreuungspersonen wachsen in den engsten Kreis der Beziehungen hinein

Auf die Frage nach Veränderungen im engsten Umfeld erzählt Herr Auer in der Gruppe Erfahrene Angehörige (09:08 - 11:41 Interview A1 – zweiter Teil) von seiner Situation als pflegender Gatte: Ein Mangel an Kommunikation entsteht durch das Nachlassen der sprachlichen Fähigkeiten der Erkrankten. Auch bleiben Familienangehörige oder Freunde zunehmend fern. Dieses Defizit wird durch die 24-Stunden-Betreuungspersonen, die kontinuierlich bei der Betreuung und Pflege zuhause helfen, gemildert. Diese Betreuungspersonen

---

[12] das weiß ich schon

werden zu einem Teil des engsten persönlichen Umfelds. Auch wenn er sich sehr bemüht hat, eine Distanz zu wahren und mit den Personen per Sie gesprochen hat, so hat er sich doch für ihre persönlichen Angelegenheiten interessiert und sie auch tatkräftig unterstützt, in Österreich gut Fuß fassen zu können. Dadurch ist auch eine neue Aufgabe, eine „Beschäftigung", für ihn entstanden.

Herr Auer formuliert hier unterschiedliche Orientierungsrahmen. Einmal die Perspektive des Arbeitgebers, der Hilfe gezielt beauftragt und darauf achtet, Distanz zu den Arbeitskräften zu halten. Dann die eines Menschen, der, auf der Suche nach Kommunikation und tragfähigen Beziehungen, ein persönliches Verhältnis von Geben und Nehmen mit den Helferinnen etabliert. Wie sehr dieser zweite Orientierungsrahmen letztendlich die Oberhand gewonnen hat, zeigt eine spätere Passage (16:56 – 17:10, Interview A1 – zweiter Teil): Herr Auer erzählt, wie leer und still die Wohnung seit dem Tod seiner Gattin ist, wie die Kommunikations- möglichkeiten für ihn jetzt fehlen, ganz abgesehen davon, dass es ihm schwer fiel, die Betreuerinnen „in die Wüste" zu schicken.

24-Stundenbetreuerin als Ersatzpflege, setzt Besuche später freiwillig fort
Dass die Betreuungsperson mit der Zeit eine Rolle einnimmt, die über ein professionelles Dienstleistungsverhältnis hinausgeht, beschreibt auch Frau Berger (14:24 – 15:40 Interview A1 – zweiter Teil). Zweimal im Jahr, wenn sie auf Urlaub gefahren ist, kam Frau Agnez als 24-Stunden-Betreuerin zu ihrem Mann: „diese Agnez ist erschienen und für meinen Mann ist die Sonne aufgegangen". Frau Agnez kommt jetzt noch und besucht den ehemaligen Kunden regelmäßig. Für Frau Berger ist der Orientierungsrahmen in Bezug auf die Betreuerin ein Dienstleistungsverhältnis, Frau Agnez ist „ein Gewinn". Frau Berger hat sie auch anderen betreuenden Angehörigen weiter vermittelt. Für Frau Agnez aber könnte das Dienstverhältnis einen persönlichen, familiär-verbindlichen Charakter angenommen haben.

Betroffene: Einfluss nehmen auf Hilfe und Helfende
Auch aus der Sicht einer Betroffenen bedeutet das Auftauchen einer Helferin eine bemerkens- werte Veränderung im engsten Umfeld. Frau Liebig erzählt von der ersten Begegnung mit ihrer Helferin (24:00 – 25:40, Interview B1 – zweiter Teil), die ihr sofort die Haare waschen wollte. Frau Liebig musste sich gegen die Versuche, ihr bei der Körperpflege zu helfen, wehren: „weil sie schon sagt, ich möcht sie gern pflegen. und genau das will ich nicht. das will ich nicht." Die entgegengesetzten Orientierungsrahmen von der Helferin und Frau Liebig werden hier deutlich.

Der Orientierungsrahmen von Frau Liebig sieht nicht vor, dass ihr Hilfe ungefragt angeboten wird. Vielmehr ist sie es, die Einfluss auf die Helferin nehmen möchte und ihr – wie es sich im weiteren Verlauf zeigt, Hilfe anbietet, damit sie ihre Deutschkenntnisse verbessern kann. Hilfe ist punktuell akzeptiert, zum Beispiel lässt Frau Liebig die Helferin mit dem Auto fahren, doch ist ihr wichtig, dass sie sich korrigieren lässt. Es genügt Frau Liebig nicht, festzustellen, dass ihre Helferin Fehler macht und sie selber wohl die bessere Fahrerin ist. Sie will das Fahrverhalten auch korrigieren, „Einfluss" nehmen.

Angst vor Pflegebedürftigkeit, Grenze zwischen Takt und Aufgabe

In einer späteren Phase des Gesprächs (50:19 – 52:35, Interview B1 – zweiter Teil) äußert Frau Liebig Angst, denn sie weiß, dass die Erkrankung Teile des Gehirns zerstört und dass dieser Prozess nicht kontrollierbar ist. Sie beschäftigt die Angst, was noch kommen kann und vor allem die Angst vor Pflegebedürftigkeit. Gleich danach beschwert sich Frau Liebig, dass die Helferin ihr bei der Körperpflege helfen will, und dann auch z.B. ins Badezimmer kommt, wenn sie nicht vollständig angezogen ist. Frau Meixner hört aktiv zu und bestätigt begleitend mit „Mhm" und „Ja". In einem Punkt aber nimmt sie eine konträre Position ein: „Do samma verschieden"[13]. Eine künftige Pflegebedürftigkeit erschreckt sie nicht: „ich denk mir, do bin ich halt pflegebedürftig".

Frau Liebig versucht ihre Position zu erklären: Es ist weniger die Aufgabe der Pflegerin als solche, die problematisch ist, sondern der Mangel an Taktgefühl: "da ist dann die Grenze (.) zwischen Takt (1) und (1) Aufgabe".

Die Erzählung, wie die Helferin in das Badezimmer tritt, um ihr beim Ankleiden zu helfen, wird mit Emotion, mit Zorn vorgebracht. Hilfe vor allem bei der Körperpflege anzunehmen, bedeutet für Frau Liebig eine große Überwindung. Die Pflegerin, die in den intimen Bereich des Badezimmers eintritt, muss ihren Orientierungsrahmen als für sich selbst verantwortliche Frau respektieren, auch wenn Frau Liebig Hilfe- und Pflegebedarf zugibt. Objekt im Orientierungsrahmen einer Anderen zu werden, die ohne Einverständnis einen Auftrag an ihr erfüllen will, löst Angst und Widerstand bei Frau Liebig aus. Im Bereich der Körperpflege ist der Aushandlungsprozess von Helferin und Betroffener noch nicht zu befriedigenden Lösungen gekommen. Die sich widersprechenden Orientierungsrahmen prallen noch aufeinander.

---

[13] da sind wir verschieden

5.3.5 Zusammen mit Personen, die Ähnliches erlebt haben: Perspektiven der Selbsthilfe

In allen Gruppen betonen die Gesprächsteilnehmenden, wie hilfreich und stärkend der Austausch mit Personen ist, die Ähnliches erlebt haben. In den Beiträgen werden wichtige Hinweise gegeben über Nutzen und notwendige Qualität des Kooperierens mit anderen ähnlich Betroffenen. Gleichzeitig sprechen die Personen nicht nur über diesen Austausch, sondern sie verwirklichen ihn auch im Hier und Jetzt. Daher ist es besonders lohnend, nicht nur darauf zu achten, was gesagt wird, sondern vor allem wie die Personen interagieren, also auf die Diskursorganisation. Daraus lassen sich Schlüsse ziehen über Potenziale und Erfolgskriterien für die Vernetzung mit ähnlich Betroffenen, also Perspektiven für Selbsthilfe.

Neue und hilfreiche Freundschaften durch die Selbsthilfegruppe
Frau Eibner erzählt auf die Nachfrage nach Veränderungen im engeren Umfeld (03:54 – 05:25, Interview A1, zweiter Teil), dass „die alten Freunde zum Teil fern geblieben" sind oder sich „rar gemacht" haben. Dafür hat sie „so viele interessante, nette, neue Leute kennen gelernt und auch Freundschaften geschlossen", die ein „Riesengewinn" waren: „das ist der Vorteil, Vorteil unter Anführungszeichen, der Krankheit, ich hab ganz, ganz liebe Leute kennen gelernt." Besonders die Selbsthilfegruppe war wichtig, um neue, verständnisvolle und stärkende Beziehungen aufbauen zu können.

Dieses Statement löst rasche Bestätigung und dichte Interaktion aus, zum Beispiel durch Frau Dulisz: „über Probleme kann man wirklich nur sprechen mit, also in meinem Fall mit Töchtern [Auslassung durch die Autorin] dann ist das auch hilfreich, genauso wie hier, wenn man ähnliche Erfahrungen hat".
Die Mitglieder der Gruppe Erfahrene Angehörige konstruieren denselben Vergleichshorizont: Im Vergleich mit älteren Freundschaften, sind Beziehungen, die man im Zusammenhang mit der Erkrankung des Angehörigen geknüpft hat, oft hilfreicher und gewinnbringender. Sie scheinen auch so belastbar zu sein, dass sie trotz der neuen Lebenssituation aufgebaut werden können. Dieser Vergleichshorizont zeigt auch die neu entwickelte Identität: Dort die alten Freunde ohne Erfahrungen – hier wir als betreuende/pflegende Angehörige mit Erfahrungen.

Kontakte als Informationsbörse
Kontakte mit ähnlich Betroffenen bieten den Angehörigen nicht nur einen Ausgleich für verloren gegangene Beziehungen. Besonders am Anfang erhalten sie dadurch auch viele nützliche Informationen, um die neuen Aufgaben und Rollen zu bewältigen. Beispielsweise zählt Frau

Berger (27:43 - 28:10, Interview A1 – zweiter Teil) eine Reihe von Hilfen auf, die zu organisieren waren. Sie beschreibt die Jetzt-Situation im Kontrast zur Anfangszeit: „wenn ich mich erinner, gell, am Anfang, was man alles nicht weiß". So wird die aktuelle Identität als erfahrene, betreuende bzw. pflegende Angehörige demonstriert.

Voneinander lernen

Die Mitglieder der zweiten Angehörigengruppe sind noch nicht so lange mit der Erkrankung konfrontiert. Sie betonen mehr das Suchen nach Verständnis, nach Hilfe und nach Vorbildern, wie sie die Situation bewältigen sollen. Dabei nützen sie bereits die Interviewsituation aktiv und sprechen das auch aus. Besonders dicht ist die Situation in der sich Frau Hoffman jr. mit einer positiven Rückmeldung direkt an Frau Kopf wendet (39:52 – 41:00, Interview A2 - zweiter Teil): „Aber was mir jetzt zum Beispiel auch irrsinnig hilft ist mal bei ihnen ((wendet sich an Frau Kopf)), sie, sind jetzt auch sehr professionell, sie haben das akzeptiert, sie behandeln ihn eher wie einen Sohn als wie einen Mann. und trotzdem werden sie manchmal böse oder grantig." Sie setzt mit Emotion fort: „wenn ich aber dann hör, dass Leute, die es wirklich des schon im Griff haben, genau die gleichen Gefühle und Emotionen haben, ja? auch manchmal denken, °i halt des net aus°, dann denk i mar, das ist wie **Balsam** für die Seele."

Frau Hoffman jr. vergleicht ihren Umgang mit dem erkrankten Vater mit dem, was Frau Kopf über den Umgang mit ihrem Mann erzählt. Sie erkennt einen großen Unterschied: Frau Kopf hat sich bereits weitgehend von den alten Rollenvorstellungen verabschiedet und eine neue Rolle übernommen. Hier findet sie ein glaubwürdiges Modell für ihre weitere Entwicklung und drückt das auch aus. Das wird zum Hintergrund der folgenden Bewertung: Frau Hoffman jr. erlebt sich manchmal als „furchtbarste und schlechteste Tochter der Welt, so wie ich mit ihm umgehe". In den Vordergrund rückt Frau Hoffman jr. jetzt das Thema ihres inneren Konflikts, ihrer emotionalen Ambivalenz. Dass Frau Kopf auch manchmal mit Zorn zu kämpfen hat, entlastet Frau Hoffman jr. enorm.

In dieser Passage wird deutlich, wie der Vergleich und die Unterschiedlichkeit in der Bewältigung dazu führen, dass die Personen voneinander lernen.

Offen sprechen können und von anderen hören

Für Frau Freund in derselben Gruppe ist es besonders wichtig, dass sie „amal offen sprechen" und vieles „loswerden" kann (44:31 – 44:47, Interview A2, zweiter Teil). Gleich-zeitig hört sie von den anderen und macht sich Gedanken dazu. Frau Freund zeigt sich damit als Suchende, Bedürftige und zieht ebenfalls bereits aus der Interviewsituation einen Nutzen für sich.

71

Leitung einer Selbsthilfegruppe ist wichtig

In der Gruppe Suchende Angehörige wird der Leitung einer Selbsthilfegruppe große Bedeutung gegeben. Das Thema wird von Frau Kopf eingebracht, die den anderen am meisten Information und Rat gegeben hat (51:30 – 55:04, Interview A2 – zweiter Teil): „Weil eine (.) Gruppe, oder so, die nur aus Personen besteht, (1) die das gleiche durchmachen, so eine Selbsthilfegruppe ... die nicht geleitet ist ... finde ich nicht gut" [Auslassungen durch die Autorin]. Für Frau Kopf ist die Gefahr zu groß „sich gegenseitig leid zu tun". „Noch schlimmer" ist es, wenn einzelne Personen recht gut mit der Situation zurechtkommen und dann „Man-braucht-ja-nur-Sätze ...von sich geben" [Auslassung durch die Autorin].

Als negativen Vergleichshorizont erzählt Frau Kopf von einer Diskussion im Fernsehen, bei der eine betreuende Ehefrau sich außergewöhnlich souverän gezeigt hat, obwohl ihr an Demenz erkrankter Mann sie stündlich in der Nacht aufweckt: „sie hat ihn zuhause und sie braucht keine Hilfe und es braucht alles nicht sein." Sie fürchtet die Auswirkungen solcher Beispiele auf andere Angehörige. Damit eröffnet Frau Kopf eine interaktionell dichte Passage, an der sich alle beteiligen: Ja, im Vergleich mit so perfekter Bewältigung zweifelt man sehr stark an sich. Es braucht „irgendwen Professionellen dazu", damit er solche Dynamiken unterbricht.

Für Frau Hoffman jr. ist besonders wichtig, dass es eine Leitung gibt „dass es net entgleist", „dass am End Leute mit no mehr Schuldgefühl" rausgehen: „und was ich auch sehr angenehm empfind in so einer (.) a Gruppe mit mit gleich (.) Betroffenen ist, dass man Dinge sagen kann, wie die Dame zum Beispiel ansprochen hat, die man sonst nirgends sagen kann, weil man in dieser Gruppe nicht verurteilt wird." Man denke sich zwar „na bin i froh, dass unser Vater oder mein Mann no net so weit is oder so.", aber „i würd mir jetzt nie denken, pa, des is a böse Frau, oder?" Ein Raum, in dem man sich verstanden und akzeptiert fühlt und nicht be- oder verurteilt (wird), wird als besonders wichtig betont.

Die Erzählung von der quasi perfekten, pflegenden Angehörigen ist das Kontrastbild, das die Gruppenmitglieder bekämpfen. Es verhindert genau den besonderen Vorteil einer Gruppe von ähnlich Betroffenen, nämlich das Verständnis und die Akzeptanz der eigenen Unzulänglichkeit angesichts der Herausforderung. Es ist schwer genug, die sicheren und gut gelernten Rollen aufzugeben und neue Rollen zu erlernen. Hilfreich sind dabei andere, die ebenfalls suchend sind und für diesen anspruchsvollen Übergang als Modell dienen können. Die Teilnehmerinnen der Gruppe „Suchende Angehörige" trauen sich selbst nicht zu, so jemanden in die Schranken weisen zu können. Sie fürchten Selbstzweifel und eine negative, abwertende Dynamik und wünschen daher eine „Leitung" für so eine Gruppe.

Betroffene: Demenz relativiert sich im Vergleich mit anderen

Auch die Personen mit Demenz berichten von vielfältigen, unterstützenden Erfahrungen, wenn sie mit anderen, die ebenfalls ähnliche Situationen erleben, zusammen sind.

In der Gruppe „Betroffene Damen" betont Frau Meixner immer wieder, dass ihr der Vergleich mit anderen, die ebenfalls Defizite zeigen, gut tut. Ein Beispiel (01:03:10 – 01:04:35, Interview B 1 - zweiter Teil): Nachdem sie lange nicht mehr in einer Theatergruppe mitmachen wollte, hat sich das geändert, als die anderen auch in Pension gegangen sind: „und da bin ich jetzt schon glücklich, die werden alle auch älter, ich bin die älteste, aber es ist schön zu sehen, wie sich alle in der Pension verändern und wie auch dieses ja Demenzproblem bei allen anfangt, na?", „so ein angenehmes Gefühl, es erwischt uns alle."

Der hier gebildete Kontrast unterscheidet die mit und ohne Demenzprobleme. Früher war sie allein auf der Seite der Demenz – nun beobachtet sie Defizite auch bei anderen. Das Schicksal des Älterwerdens macht ihr die Personen wieder ähnlicher und bringt ein angenehmes Gefühl: „das war aber was sehr positives, da war jetzt die Nachbesprechung und hab ich gesagt, ich tret wieder mit ein." Das Dazugehören, die Inklusion wird möglich durch das Erleben von Defiziten auch bei den anderen – oder anders durch die Ähnlichkeit auch in den Defiziten.

Gegenseitige Rückenstärkung, sich nicht hinausdrängen zu lassen

Mit Emotion erzählt Frau Meixner von ihrem Kampf, dass sie sich trotz Erkrankung „nicht in Frühpension schicken" ließ (01:11:45 – 01:13:05, Interview B1 – zweiter Teil): „da hab ich zwar zuhause unheimlich viel herumgeheult und so aber ich hab durchgehalten". Sie bestärkt jetzt auch eine Kollegin in einer ähnlichen Situation, sich nicht in Frühpension drängen zu lassen und berichtet: ArbeitskollegInnen machen Erkrankte eher „runter".

Frau Meixner kontrastiert hier Personen mit und ohne Erkrankung. Die Betroffenen kennen die Situation, dass ihre bestehenden Fähigkeiten von den anderen eher „runtergemacht" werden. Als Gegengewicht zu dieser Fremddefinition ist es für Betroffene wichtig, sich von jenen Rückenstärkung zu holen, die gleichermaßen von der Exklusion bedroht sind. Das kann auch durch Selbstzeugnisse von Betroffenen geschehen. Frau Meixner erwähnt zum Beispiel das Buch von Helga Rohra (Rohra 2011), die auch „so a Diagnose hat", als besonders hilfreich. Die Solidarisierung untereinander stärkt die Betroffenen, sich gegen Abwertung und Exklusion zur Wehr zu setzen.

Mit dem Problem nicht allein sein, aufbauend füreinander sein

In der Abschlussrunde fasst Frau Meixner das wichtigste des Nachmittags zusammen (01:23:01 – 01:25:47, Interview B1 – zweiter Teil): Zu erkennen, dass man mit dem Problem nicht allein ist. Außerdem hat sie sich nun damit beschäftigt, wie es mit ihrem eigenen Älterwerden weitergehen könnte: „früher war ma halt tot, na? und jetzt leben wir und dann geht der Prozess, den ich jetzt erleb, der geht einfach weiter und da gibt's wahrscheinlich keine Medikamente oder das oder das, ne. sondern damit muss ma leben. und ich erleb sie ((wendet sich zur Interviewpartnerin)) schon auch als aufbauend, na? muss ich sagen, (.) ja, für mich". Durch den Vergleich mit der fast zwanzig Jahre älteren Gesprächspartnerin sieht Frau Meixner eine mögliche Perspektive, wie der Prozess weitergehen kann und diese ist aufbauend.

Die Realität anerkennen, auf das Sterben hinschauen können

Ihre Gesprächspartnerin Frau Liebig entgegnet: „Ja" und erwidert: „Also für mich ist es tröstlich, dass das Schicksal nicht mich allein trefft, sondern, dass die Begleiterscheinungen auch... [Auslassung durch die Autorin] anderswo zu finden sind". Danach setzt sie fort, dass die Angst vor der Auslöschung des Gehirns bei ihr aber bestehen bleibt und sie daher jetzt am Thema Sterbebegleitung interessiert ist.

In dieser Sequenz (01:23:01 – 01:25:47, Interview B1 – zweiter Teil) betont Frau Liebig zunächst das Tröstliche der gemeinsamen Erfahrung. Dies bildet den Hintergrund, vor dem sie nun auch von ihrer Angst vor der Zukunft sprechen kann. Im bisherigen Verlauf des Gesprächs hat sie überwiegend ihre Stärke und ihre Fähigkeiten betont. In dieser Interaktion aktualisiert sie den neuen Orientierungsrahmen: ihr Ge- und Betroffen sein durch die Erkrankung. Das Tröstliche der Gemeinsamkeit mit anderen löst einen wichtigen Schritt in Richtung Anerkennung der Realität aus.

Erschrecken und Trost beim Vergleich mit Anderen

Am Ende des Gruppengesprächs erzählt Frau Liebig von der Situation, die sie beim Ankommen vor Beginn des Gesprächs beobachtet hat (01:28:28 – 01:30:24, Interview B1 – zweiter Teil): Ältere Gäste des Tageszentrum haben das Gebäude verlassen, manche verwendeten einen Rollator. Sie bewertet: „für mich ist es abschreckend". Jüngere haben vielleicht „Mitleid, professionelles Denken". Sie argumentiert, dass sie schon in einem Alter ist, wo sie dafür „empfänglich" ist. Sie denkt: „Gott, das möge mir der Herrgott ersparen". Gleichzeitig ist das ein Ansporn für sie, den Abbauprozess anzuerkennen und mit Disziplin dagegen zu arbeiten. Wiederum betont sie, dass es beruhigend ist zu wissen, dass das Schicksal auch „entscheidend Jüngere" treffen kann: „es ist ein bisschen leichter geworden der Rucksack".

In dieser Erzählung schafft Frau Liebig zunächst einen Kontrast: Auf der einen Seite die „abschreckenden" Personen, die offenbar nicht ohne Hilfe gehen können, auf der anderen Seite steht sie. Sie kann das nicht distanziert, mit Mitleid oder professionell sehen. Sie muss in diesen Personen sich selbst erkennen, wie sie in einer vielleicht schon nahen Zukunft sein könnte. Dieser Kontrast weist auf den Orientierungsrahmen der selbstständigen, starken Frau Liebig hin, die ihr Leben nicht erleiden, sondern gestalten will. Hilfe- oder Pflegebedürftigkeit will sie abwehren und kämpft entschlossenen gegen den Abbau. In dem Moment, in dem sie aber anerkennt, dass sie ebenso wie andere, auch jüngere, vom Schicksal getroffen ist, fühlt sie sich beruhigt, eine Last wird weniger. Das Gespräch mit dieser zweiten Betroffenen hat es ihr ermöglicht, diesen neuen Orientierungsrahmen und die damit verbundene Entlastung wenigstens für Momente zu erleben.

Anerkennung ausdrücken und erhalten

Auch im Gespräch der Herren drückt Herr Freund spontan Anerkennung für den Gesprächs-partner aus (53:30 – 54:53, Interview B2) und wertet: „Na, i find, i find des is a a Wunderkerl." Er konkretisiert: „Und wenn wos schiefrennt, wird er so lang ((schnalzt dreimal mit den Fingern)) nochgehn dem". Der Angesprochene bestätigt das: „jo". Sich entlastend erklärt dann Herr Freund, er sei ja noch jünger und wiederum bestätigt der Gesprächspartner lachend: „in zwanzg Johr kann viel passieren." Die galante Antwort führt zu einer fast koketten Interaktion über den Altersabstand der beiden Herren, was beide zum Lachen bringt.

Herr Freund hat zwar deutliche Wortfindungsstörungen, aber es gelingt ihm mit wenigen Worten seine Anerkennung auszudrücken und darüber hinaus auch zu präzisieren, was ihn am Gesprächspartner so beeindruckt: Das aktive Suchen nach Möglichkeiten. Gleichzeitig vermeidet er geschickt, sich selbst unter Druck zu bringen: Er sei schließlich noch jung. Lachend greift Herr Hoffman das auf. Mit der folgenden entlastenden Interaktion kann er die Distanz, die durch die Anerkennung von Herrn Freund entstanden ist, reduzieren. Dennoch bleibt der Kontrast, den Herr Freund skizziert hat, bestehen: Dort der „Wundermann" und sein Umgang mit der Erkrankung und hier ich. Herrn Freund gelingt es an dieser Stelle eine lernende Seite zu zeigen, vielleicht sogar ein Anerkennen als von der Krankheit Betroffener. Im übrigen Gespräch zeigt er sich hingegen meist als starker Mann, der sich gegen Fremd-bestimmung und unbefriedigende Angebote wehren muss.

Kontakte auf einer Ebene, nicht Vergesslichkeit sondern Charakter zählt

Allein „der Dumme" zu sein, das ist es, was Herrn Hoffman „am meisten stört" (01:11:45 – 01:12:20, Interview B2). Wenn er aber mit Personen zusammen ist, die auch Defizite haben, „mildert das" etwas. Außerdem hat er schon sehr nette und auch gescheite Personen kennen gelernt, die vergesslich waren. Wichtig ist ihm, mit Personen zusammen sein, die ähnliche Interessen haben, „Gleichgesinnte".

Im Unterschied zu Herrn Freund hat Herr Hoffman seine „Vergesslichkeit" anerkannt. Der Vergleichshorizont sind Personen, die keine oder weniger Defizite haben und neben denen er „der Dumme" ist, noch dazu der einzige. Zu dieser Gruppe kann er nicht mehr gehören. Das Zusammensein mit Personen, „die auch an guten Eindruck machen" aber vergesslich sind, erlaubt ihm wieder Kontakt mit anderen, die auf derselben Ebene sind und ihn nicht abwerten. Er entdeckt auch bei diesen Personen Stärken, so gibt es manche, die auch „in einer gewissen Weise gescheit" sind. Damit relativiert er die Bedeutung der Krankheit.

Im Heim wenig Gelegenheit zu Kontakten mit Gleichgesinnten

Die beiden Gruppenmitglieder, die in einem Pflegeheim wohnen, sind zwar ständig von Personen umgeben, die auch verschiedene Defizite haben. Interessanterweise aber bestätigen beide, dass es nicht viele Möglichkeiten gibt, mit Menschen in Kontakt zu kommen, die Ähnliches erlebt haben. Die beiden GesprächsteilnehmerInnen kommen zu diesem Schluss, weil sie die Jetzt-Situation im Pflegeheim mit ihrer früheren Lebenssituation vergleichen. Für Herrn Orth zum Beispiel sind Personen, die Ähnliches erlebt haben, jene Menschen, mit denen er sich früher über seine Elektroarbeiten austauschen konnte. Das ist nicht mehr aktuell für ihn.

Frau Neuner erzählt (01:09:36-01:10:41, Interview B3): Früher habe man von ihr gesagt: „du kennst den ganzen Ort", so kontaktfreudig war sie. Dann fährt sie fort: „Das hat sich aufgehört, die Kontaktfreudigkeit. ich bin immer noch kontaktfreudig, hab eigentlich noch keine Gelegenheit gefunden, sonst hätt ichs bestimmt schon beim Schopf gepackt." Sie erklärt sich den Unterschied so: Sie war seit ihrer Kindheit in demselben Ort, „das ist was anderes als wenn man zuzieht". Hier im Pflegeheim ist sie zugezogen. Sie scheint sich trotz der Menschen um sie herum, einsam zu fühlen. Das Leben, in dem sie bedeutungsvolle Beziehungen hatte, war früher und am anderen Ort.

5.4   Fallvergleich und Typenbildung

5.4.1 Typenbildung in der dokumentarischen Methode

Mit der Typenbildung folgt die dokumentarische Methode dem Anspruch, generalisierbare Ergebnisse zu erarbeiten. Die abstrahierten Typen sind umso eher generalisierungsfähig, als sie von anderen empirischen Befunden überlagert oder spezifiziert und dadurch bestätigt werden. Daher werden alle Fälle (Interviews) zur Typenbildung herangezogen und später auch mit anderen empirischen Befunden verglichen. Die Typik kann dadurch „immer konturierter und auf immer abstrakteren Ebenen sichtbar gemacht werden" (Bohnsack 2007:249).

Eine Besonderheit der dokumentarischen Methode, mit der sie sich auch von der Grounded Theory unterscheidet, ist die Anwendung mehrerer Typiken auf einen Fall:

Abb. 8: Mehrdimensionale Typenbildung, Abb. entnommen Nohl 2008:63

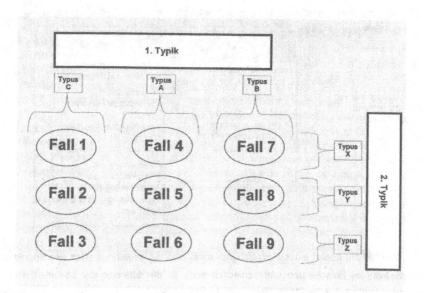

In diese mehrdimensionale Typenbildung werden insbesondere sinn- und soziogenetische Typen einbezogen.

- Sinngenetische Typen ergeben sich, indem ein rekonstruierter Orientierungsrahmen vom Einzelfall abgelöst und abstrahiert wird. In der vorliegenden Studie sind die meisten Typiken dieser Art zuzuordnen.

- Soziogenetische Typen gehen über den Vergleich von einzelnen Fällen hinaus und berücksichtigen auch anderes Material, das Aufschluss gibt über den Sozialraum, in dem dieser Orientierungsrahmen entstanden ist (Milieu, Hierarchieebene etc.).

Gemäß der dokumentarischen Methode wurde die Auswertung der Interviews mit einer zweiten Phase der Literaturrecherche verbunden. So konnte die Typik in mehreren Schleifen aus den gefundenen Orientierungsrahmen abstrahiert, konkretisiert und schließlich begrifflich-theoretisch beschrieben werden.

Abb. 9: Zyklischer Verlauf des Forschungsprozesses

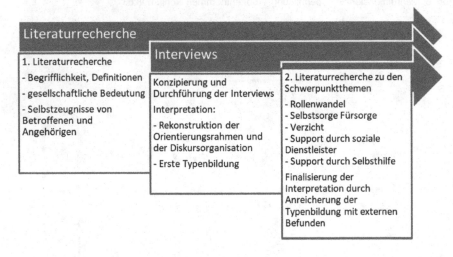

Die Typenbildung bedarf eines Vergleichshorizonts und dieser kann je nach Standpunkt und Perspektive der Forschenden unterschiedlich sein. In der Literatur der dokumentarischen Methode (vgl. Bohnsack 2014, Bohnsack/Przyborski/Schäffer 2010, Nohl 2012) werden Typiken vorzugsweise aus folgenden Perspektiven entwickelt:

- Verlaufs- oder Entwicklungs-, bzw. Phasentypik
- Sozialräumliche oder Milieutypik
- Hierarchie in der Organisation
- Geschlechtertypik

In der vorliegenden Studie sind Daten zum sozialen Milieu der Personen nicht erhoben worden. In Bezug auf das Alter sind keine deutlichen Unterschiede der Personen manifest. Welche unterschiedlichen Perspektiven bieten sich an auf Grund des vorhandenen Materials?

Besonders relevant ist die unterschiedliche Perspektive von Betroffenen und Angehörigen. Das Schwerpunktthema Rollenwandel / Rollenverlust zum Beispiel wird von diesen beiden Seiten sehr unterschiedlich abgearbeitet. Um die Unterschiedlichkeit nicht zu verwischen, werden hier unterschiedliche Typen für die Orientierungen von Angehörigen und Betroffenen entwickelt.

Aufgrund des vorhandenen Materials bieten sich folgende Typiken an:
- Phasentypik in Bezug auf den Prozess des Rollenwandels der Angehörigen (Kapitel 5.4.2)
- Entwicklungstypik in Bezug auf unterschiedliche Stile des Hilfearrangements bzw. des Hilfemanagements (Kapitel 5.4.3)
- Entwicklungstypik in Bezug auf Strategien der Selbstwertsicherung der erkrankten Personen (Kapitel 5.4.4)
- Sozialräumliche Typik nach der Wohnsituation der Betroffenen: In der eigenen Wohnung/im eigenen Haus oder im Pflegeheim (Kapitel 5.4.5)
- Typik der Perspektiven in Bezug auf Selbsthilfe aufgrund der lebensweltlichen Erfahrungsunterschiede von Betroffenen und Hauptbezugspersonen (Kapitel 5.4.6)

Genderspezifische Aussagen können nur vereinzelt abstrahiert werden. Dies genügt nicht für die gehaltvolle Anreicherung einer Geschlechtertypik. Da aber ein großer Nachholbedarf für genderspezifische Aussagen in Bezug auf die Zielgruppen besteht (vgl. Bartholomeyczik 2006:7), sind aus dem vorliegenden Material abgeleitete, geschlechtsspezifische Aspekte im Kapitel 5.4.7 dargestellt.

Nach Bohnsack beginnt die Typenbildung damit, dass in verschiedenen Fällen ein über-einstimmender Orientierungsrahmen gefunden wird. Innerhalb dieser Typik werden Varianten und kontrastierende Orientierungsrahmen dargestellt: „Der Kontrast in der Gemeinsamkeit ist fundamentales Prinzip der Generierung einzelner Typiken und ist zugleich die Klammer, die eine ganze Typologie zusammenhält" (Bohnsack 2007:249). In diesem Sinn werden die gefundenen Typiken im Folgenden dargestellt, durch Varianten und Kontraste deutlich gemacht und mit anderen empirischen Befunden verglichen.

5.4.2 Die Phasen der Übernahme der Betreuungsrolle durch Angehörige

In den Gesprächen der beiden Angehörigengruppen sticht besonders der Erfahrungs-unterschied hervor. Die Gruppe A1 Erfahrene Angehörige kann auf eine längere Zeitspanne und auf mehr Veränderungen der Beziehung zur erkrankten Person zurückblicken als die Gruppe A2 Suchende Angehörige.

Es ergibt sich daraus eine Entwicklungstypik, die Herr Auer mit der Metapher beschrieben hat: vom „Wildbach" zum „stillen, ruhigen See". Das Spektrum wird durch die unten ausgeführten Fälle markiert.

Abb. 10: Entwicklungstypik Angehörige

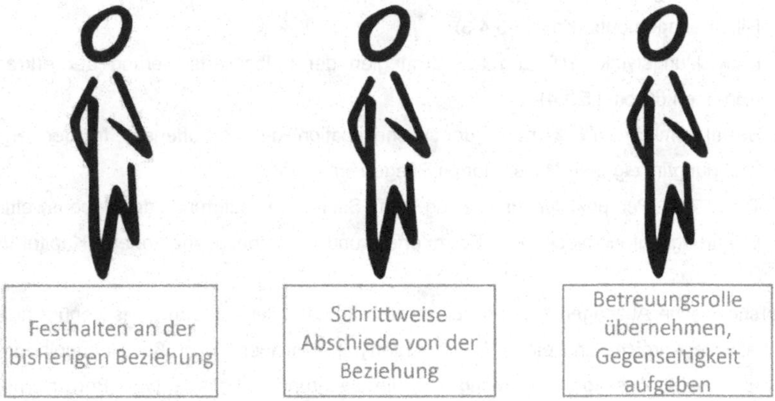

| Festhalten an der bisherigen Beziehung | Schrittweise Abschiede von der Beziehung | Betreuungsrolle übernehmen, Gegenseitigkeit aufgeben |

In der Gruppe A1 Erfahrene Angehörige wird der eine Pol dieses Spektrums am deutlichsten aktualisiert: die Übernahme der Betreuungsrolle und das Aufgeben der Gegenseitigkeit.

Der gemeinsame Orientierungsrahmen dieser Gruppe ist u.a. gekennzeichnet durch

- Verantwortung für die Lebenssituation der/des Betroffenen übernehmen,
- Hilfe und Unterstützung bei der Bewältigung des Alltags,
- Auftauchende Risiken definieren und die Freiheit der erkrankten Person einschränken,
- Weitreichende Entscheidungen für die erkrankte Person treffen, zum Beispiel die Übersiedlung in ein Pflegeheim.

Mit dieser umfassenden Verantwortung gehen die Angehörigen weit über das hinaus, was eine vorübergehende Unterstützung oder Hilfe für ein Familienmitglied wäre. Sie übernehmen auf Dauer Verantwortung und gehen Konflikte mit der erkrankten Person ein, um deren Sicherheit und Lebensqualität zu erhalten.

Diese Orientierung ist auch nicht einfach als Rollenumkehr zu beschreiben, quasi als würden Kinder die Elternrolle und Eltern eine Kindesrolle übernehmen. Vielmehr integrieren die Angehörigen Elemente einer distanzierteren Rolle, wie sie z.B. auch professionelle Betreuer-Innen einnehmen. Deshalb wird dieser Typus als „Betreuende" bezeichnet.

Im Fall von Frau Kopf, die öfter davon spricht, wie respektlos sich ihr Mann anderen Personen und auch ihr gegenüber verhält, zeigt sich besonders deutlich, dass eben nicht von reiner Rollenumkehr gesprochen werden kann. Bei so unfreundlichem Verhalten ihres Kindes, würde sie sich wohl nicht lediglich abgrenzen. Vielmehr hätte eine Mutterrolle die Implikation, das Kind zu erziehen, ihm beizubringen, welchen Umgang man sich wünscht und es in dieser Richtung zu beeinflussen. In ihrer neu gefundenen inneren Distanz zu ihrem Mann kann Frau Kopf das Verhalten zunächst einmal gedanklich einordnen: „er kann das nicht mehr", „er lebt nicht mehr darin" und es quasi von sich und von ihrer Welt fern halten. Die Metaphern, die sie dafür verwendet, sind drastisch: „Er ist im Krankenhaus geblieben.", „Er ist nicht mehr mein Mann.". In dieser Haltung, den Anderen nicht (mehr) erziehen zu wollen, verhält sie sich nicht wie eine Mutter zu einem Kind, sondern verkörpert den Typus „Betreuende".

Dennoch äußert auch Frau Kopf, wie sehr sie das Abschiednehmen von den alten Rollen-bildern und der bisherigen Beziehung emotional fordert. Wie bei den anderen Mitgliedern der Gruppe A2 „Suchende Angehörige" ist ihr vorherrschender Vergleichshorizont die Vergangen-heit, der Zustand vor der Erkrankung. Sie ist daher eher einer mittleren Ausprägung zwischen dem Pol „Betreuen" und seinem Kontrast, dem „Festhalten" am Vergangenen, zuzuordnen.

Dieser Typ ist gekennzeichnet vom schrittweisen Abschiednehmen von der bisher gelebten Beziehung, vom „langen Abschied" (vgl. Boschert 2015), und zeigt sich besonders in den Orientierungsrahmen von Frau Dulisz (A1), von Frau Kopf und Frau Freund (A2).

Der Vergleichshorizont von Frau Freund ist überwiegend der Zustand vor der Krankheit. Sie berichtet öfters mit viel Emotion, was noch geht und was nicht mehr so geht wir früher. Gleichzeitig hat sie manche Wünsche an die Gemeinsamkeit bereits hinter sich gelassen, zeigt viel Verständnis für die Bedürfnisse ihres Gatten, setzt ihm aber auch Grenzen. Sexualität zum Beispiel hat in der neuen Form der Beziehung keinen Platz.

Frau Freund verkörpert den Typus der Abschiednehmenden in einer positiven Form. Positiv in dem Sinn, dass sie in dem Prozess zwar emotional sehr gefordert ist, aber nicht aufgerieben wird durch Interaktionsmuster der Schuldzuschreibung und Abwertung, die der bekannte Pionier der personzentrierten Arbeit mit Menschen mit Demenz, Tom Kitwood, als „maligne Sozialpsychologie" beschreibt (vgl. Kitwood 2000:75f). Frau Freund ist die Kostbarkeit der verbleibenden, gemeinsamen Zeit bewusst geworden und diese nützt sie: „Wenn wir am Abend beim Fernsehen liegen und halten uns bei der Hand, sind wir beide glückselig."

Den anderen Pol des Spektrums, der vor allem, aber nicht ausschließlich, die Anfangsphase der Bewältigung der Demenzerkrankung kennzeichnet, markiert Frau Hoffman jr. Sie orientiert sich nicht nur überwiegend am Vergangenen, sie kämpft darüber hinaus auch darum, die bisherige Beziehung zu ihrem Vater möglichst wenig zu verändern. Zum Beispiel äußert sie das Bedürfnis, „was noch da ist, heraus zu kriegen", und will deshalb bei Wortfindungs- problemen nicht helfend einspringen. Es belastet sie sehr, dass sie sich dabei als „sehr hart zu ihm" erlebt. Sie nimmt durchaus wahr, wie sehr ihr Vater gerade auch an ihrem Verhalten leidet. Das Festhalten an der alten Beziehung und das Wahrnehmen der Konsequenzen ihres Verhaltens bringen Frau Hoffman jr. in eine enorme emotionale Ambivalenz, in eine „unerträg- liche" Situation. Sie zeigt sich zwar beeindruckt, wie distanziert Frau Kopf mit dem Verhalten ihres Gatten umgehen kann. Dennoch mag sie ihren Vater nicht als Vater verlieren: „Aber ich hänge so an ihm, dass ich das nicht akzeptieren kann". Verstärkend für das Festhalten könnte sich auch die Orientierung an der Mutter auswirken. Frau Hoffman jr. ist durch eine Erkrankung sehr an ihre Eltern gebunden. Sie zeigt während des Interviews mehrmals schützendes und unterstützendes Verhalten im Hinblick auf die ebenfalls anwesende Mutter.

Es lässt sich nur erahnen, welches Erdbeben es für die Beziehungen von Tochter, Mutter und Vater bedeuten könnte, sollte dem Vater bzw. Gatten der Abschied von seiner starken, Hilfe gebenden Rolle erlaubt werden. Die zum Zeitpunkt des Interviews mögliche Konsequenz zeigt sich als emotional aufreibendes Festhalten an der bisherigen Beziehung, an der alten Ordnung, das diesen Pol des Spektrums kennzeichnet.

Die hier gefundene Typik vom Festhalten zum schrittweisen Abschiednehmen zur Übernahme der Betreuungsrolle wird durch die Befunde von Alexander Kurz und Gabriele Wilz (2011) in ihrer Studie über die Belastung pflegender Angehöriger bei Demenz, deren Entstehungs- bedingungen und Interventionsmöglichkeiten, bestätigt. Sie beschreiben, dass die „ursprüng- liche Gegenseitigkeit" sich immer mehr hin zu einem „einseitigen Abhängigkeitsverhältnis" verändert. „Um die Versorgungsaufgaben erfolgreich bewältigen zu können, müssen die Angehörigen einige der zuvor gültigen Maximen partnerschaftlicher oder filialer Loyalität aufgeben (...) und auf einen großen Teil der gegenwärtigen sowie künftigen gemeinsamen Lebensinhalte verzichten, dennoch aber eine enge und krisenfeste emotionale Bindung zu dem Erkrankten aufrecht erhalten. Damit ist ein Trauerprozess verbunden (...), der dem unwiederbringlichen Verlust der Person, wie sie einmal war, der früher gelebten Gemeinsamkeit, den versäumten Möglichkeiten, unter Umständen auch den nicht mehr auszuräumenden Konflikten gilt" [Auslassung durch die Autorin] (Kurz/Wilz 2011:337).

Eine weitere Präzisierung der Entwicklung bringt die Studie von Brandon Berry et.al, die auf den Prozess der Autonomiegestaltung im Zug einer Demenzerkrankung fokussiert (Berry, Brandon/Apesoa-Varano, Ester Carolina/Gomez, Yarin 2015). In drei Wellen wurden mit 15 Betreuungspersonen zwischen 2012 und 2014 insgesamt 45 Interviews geführt. Die AutorInnen beschreiben ebenfalls einen Prozess hin zur Betreuungsrolle und erkennen darin drei Phasen:

1. Phase der kollaborativen Autonomiegestaltung "Collaborative Stage": Die kognitive Leistungsfähigkeit der erkrankten Person nimmt ab, aber die Aktivitäten werden weiter verfolgt. Die Betroffenen zeigen Bewusstsein ihrer Leistungsabnahme und setzen ausgleichende Aktivitäten. Die Erkrankten suchen oder fordern Unterstützung von der Familie oder sie willigen in unterstützende Handlungen ein, um ihre Leistungsfähigkeit zu erhalten. Sie wirken mit, um herauszufinden, wobei genau sie Hilfe benötigen.

2. Übergangsphase "Transition Period": Die Angehörigen nehmen wahr, dass die Betroffenen ihre Defizite immer weniger selbst einschätzen können. Sie beobachten entmutigende Fehlleistungen im Alltag, selbstüberschätzendes Verhalten und unmittelbare Uneinsichtigkeit in das eigene Verhalten. Die Betroffenen vermeiden es, Fehlleistungen zuzugeben. Manche Familienmitglieder kämpfen darum, dass die Betroffenen ihre Defizite einsehen. Die Zusammenarbeit bei der Autonomiegestaltung bricht an dem Zeitpunkt zusammen, an dem die Helfenden sehen, dass die Erkrankten nicht mehr mit ihnen zusammenarbeiten können, um Risiken zu vermeiden. Zur Vermeidung von Gefahren wie Brand, Überflutung, falsche Medikamenteneinnahme oder finanzielle Eskapaden verändern die Angehörigen ihr Verhalten der erkrankten Person gegenüber. Diese Phase ist oft dadurch gekennzeichnet, dass die Helfenden in der Familie darum kämpfen, zu einer gemeinsamen Beurteilung der Leistungsfähigkeit zu kommen. Unterschiedliche Einschätzungen über die Leistungsfähigkeit und die zu treffenden Maßnahmen führen aber oft zu Konflikten der Helfenden untereinander.

3. Phase der unilateralen Maßnahmen „Unilateral Support": Die Helfenden nehmen wahr, dass die Erkrankten kaum mehr die Möglichkeit haben, Vereinbarungen einzuhalten, um bestimmte Verhaltensweisen zu vermeiden. Sie setzten unilaterale Maßnahmen:

- Assistierende Hilfen: Punktuelle, zum Teil heimliche Unterstützung
- Restriktive Maßnahmen: zum Beispiel das Verstecken von Dingen, den Zugang verhindern, die Person einsperren oder mit „Tricks" beeinflussen, damit ein risikoreiches Verhalten unterbleibt.

Als „Trick" bezeichnen es die Autoren, wenn der/die Angehörige teilweise in die Wirklichkeitskonstruktion der erkrankten Person einsteigt und so mitspielt, dass die Person von dem risikoreichen Verhalten ablässt. Typisch ist zum Beispiel, dass vorgegeben wird, man verschiebe die risikoreiche Handlung auf später oder auf eine andere Person.

Beide Studien beschreiben denselben Prozess des Rollenwandels und die Übernahme der Betreuungsaufgabe, sie bestätigen und ergänzen die hier gefundene Typik.

5.4.3 Angehörige als HilfemanagerInnen: Kapitäne, Wunscherfüllende, AushandlerInnen

In der Art, wie Angehörige Hilfearrangements suchen, aufbauen und weiter entwickeln, lassen sich folgende Orientierungsrahmen auffinden:

Abb. 11: Typik in Bezug auf das Hilfemanagement der Angehörigen

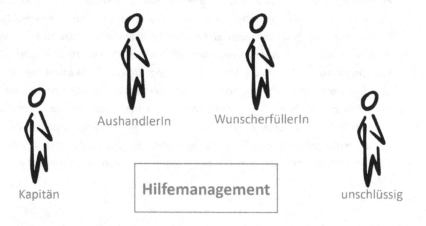

84

Den Typus des Kapitäns verkörpert Herr Auer, der für sich selbst auch diese Metapher gewählt hat. Nach belastenden Erfahrungen mit seiner demenzkranken Frau im Krankenhaus, hatte er sich vorgenommen, sie nie mehr in einer Institution unterzubringen. Er hatte sich aufgrund seiner beruflichen Erfahrung als Führungskraft zugetraut, die Hilfe und Pflege zuhause zu organisieren. Bis zuletzt konnte er seine Frau zuhause betreuen, indem er mit 24-Stunden-Betreuerinnen ein tragfähiges Hilfearrangement aufbaute. Herr Auer bezeichnet sich als Kapitän auf dem Schiff, der die vielfältigen Aufgaben organisiert und überwacht.

Wie Herr Auer steht auch Frau Berger Institutionen recht kritisch gegenüber. Auch wenn sie betont, dass der „Rucksack" der Verantwortung immer schwerer geworden ist, gibt sie die Verantwortung dennoch nicht zur Gänze an das Pflegeheim ab, in dem ihr Gatte jetzt wohnt. Sie kämpft darum, ihre Vorstellungen von Sicherheit für ihren Mann durchzusetzen und hat sogar einen „großen Krieg" mit der Stadtverwaltung um zusätzliche Sicherungsmaßnahmen, wie z.B. um Seitenteile am Bett für die Nacht, begonnen. Auch sie gibt in gewisser Weise das Ruder nicht aus der Hand, beide Personen zeigen deutlich die Übernahme der Letzt-verantwortung und den hohen persönlichen Einsatz, den sie zu leisten bereit sind.

Weit weniger bestimmend und viel mehr an Harmonie mit den relevanten Partnern orientiert zeigt sich das Ehepaar Conrad. Sie haben den Wunsch der Mutter bzw. Schwiegermutter, in der Wohnung zu bleiben, mit viel Aufwand und so lange wie möglich erfüllt. Sie sind auch jetzt noch auf Abruf bereit, vertrauen aber der Kompetenz und Autorität des Pflegeheims wie auch des Tageszentrums. Sie äußern sich viel weniger kritisch, sondern vielmehr solidarisch im Schulterschluss mit der Institution. Dabei zeigen sie sich als anspruchsvoll und informiert, sie haben das beste Haus für ihre Angehörigen gewählt und durchgesetzt. Frau und Herr Conrad verkörpern „Wunscherfüllende", denen ein harmonisches Zusammenwirken mit den relevanten Anderen wichtig ist und die die gefundene Lösung schützen und verteidigen.

Einen etwas anderen Zugang zu Hilfe von außen zeigt Frau Dulisz. Auch sie nimmt Hilfe dankbar an und zeigt sich nicht anspruchsvoll-fordernd. Sie äußert aber ohne weiteres auch das Bedürfnis nach Zeit für sich selbst, wo sie nicht mit der Sorge um die Mutter befasst ist. Sie entlastet sich daher, indem sie Besuche und Begleitung für die Mutter am Wochenende organisiert. Frau Dulisz orientiert sich nicht nur an den eigenen, sondern auch an den Bedürf-nissen ihrer Mutter. Für diese verhandelt sie mit der Heimhilfe-Organisation, damit der Kreis der betreuenden Personen eingeschränkt wird. Sie erreicht es auch, dass zwei junge Herren am Sonntag mit der Mutter Mittagessen gehen, weil die Mutter so positiv auf jüngere Männer anspricht. Frau Dulisz beachtet die Bedürfnisse der verschiedenen Seiten, sie findet ausbalancierte Kompromisse und bildet damit einen Typus, der als „AushandlerIn" bezeichnet werden kann.

Als „Unschlüssige" erscheinen die meisten Mitlieder der Gruppe A2 „Suchende Angehörige". Zum einen haben sie den Eindruck, sie wissen noch zu wenig von den Entlastungs- und Unterstützungsmöglichkeiten für sich selbst und das betroffene Familienmitglied. Zum anderen scheinen die Dienste schlecht für ihre Angehörigen zu passen und zu sehr auf mittlere oder schwere Grade der Demenz ausgerichtet zu sein.

Dieser Typus ist, folgt man der Studie von Lenz/Sperga (2012), sehr häufig, denn für Personen mit Demenz im Frühstadium gibt es viel zu wenige passende Angebote. Gaby Lenz und Marita Sperga haben im Auftrag des deutschen Bildungs- und Forschungsministeriums die Situation von Menschen mit beginnender Demenz erforscht. Forschungsziele waren, die Subjektsicht und das Erleben von Menschen mit Frühdemenz und ihren Angehörigen besser zu verstehen und Erkenntnisse für die bessere Versorgungssituation der Zielgruppe abzuleiten.

Die Studie ist insofern hervorzuheben, als sie eine der wenigen ist, in der Subjektsichten sowohl von Personen mit Demenz als auch von ihren Angehörigen erhoben wurden. Zwischen 2009 und 2010 wurden 64 Interviews geführt, davon 32 mit Personen mit Demenz im Frühstadium. In Bezug auf die Versorgungssituation erkennen Lenz und Sperga: "Das Hilfe-system ist ihnen entweder gar nicht bekannt oder die Angebote werden als nicht passend wahrgenommen.", und „Die vorhandenen regionalen Angebote sind fast ausschließlich an pflegende Angehörige adressiert und für Menschen mit weiter fortgeschrittener Demenz konzipiert. Das beschriebene Missverhältnis zwischen Bedürfnissen von Betroffenen sowie Angehörigen auch schon vor oder kurz nach einer Diagnosestellung einerseits und ent-sprechenden regionalen Angeboten andererseits stellt ein Ergebnis des Forschungsprojekts Frühdemenz dar" (Lenz/Sperga 2012:79).

Mit der Tragfähigkeit von Unterstützungsarrangements der Familien, die von einer Demenz-erkrankung betroffen sind, beschäftigt sich Susanne Frewer-Graumann in ihrer Dissertation (2014). Die theoretische Aufarbeitung in dieser Dissertation ist umfassend und hilfreich für weitere Forschungen. Frewer-Graumann untersuchte die Familienkonstellation bzw. –dynamik in 14 Familien und befragte die Hauptbezugspersonen von Menschen mit Demenz mit leitfadengestützten Interviews. Sie entwickelte folgende Typisierung:

Abb. 12: Typik bei Frewer-Graumann, entnommen Frewer-Graumann 2014:183

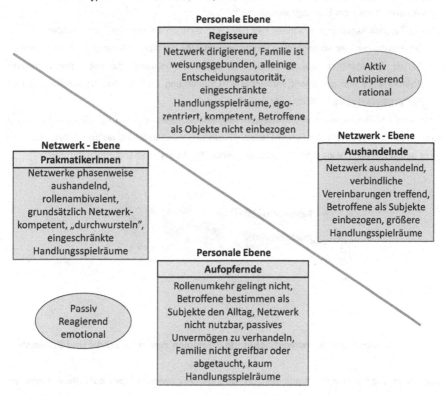

Vergleicht man diese Typik mit der hier aufgefundenen, zeigen sich deutliche Parallelen besonders bei zwei Varianten:

Frewer-Graumann	Lange
RegisseurIn	Kapitän
AufopferndeR	WunscherfüllerIn

Aufgrund des hier vorliegenden Materials können einige Akzente in der Typik nach Susanne Frewer-Graumann nicht bestätigt werden:

- Der Typ des Regisseurs erscheint hier nicht ego-zentriert als alleiniger Entscheider.
- Die Autorin der hier vorliegenden Studie widerspricht der Konstruktion der „Rollenumkehr", da die Angehörigen eine Distanziertheit aufbauen müssen, die mit einer einfachen Rollenumkehr und der damit verbundenen Orientierung an familiärer Verbindlichkeit und Verflochtenheit nicht konform geht (vgl. Kap. 5.4.2).

Weiters kann die Autorin die Typen PragmatikerIn und Aushandelnde aufgrund ihrer Befunde nicht deutlich unterscheiden. Sie fasst diese beiden Typen als AushandlerIn zusammen.

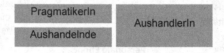

5.4.4 Betroffene: Selbstwertsichernde Strategien zwischen Stärke und Schwäche

Die Fragen des Rollenverlusts und des zunehmenden Angewiesen-Seins auf Hilfe von anderen beschäftigt auch die von der Krankheit betroffenen Personen zentral. Dabei zeigt sich eine Differenzierung, inwiefern es der Person gelingt, die zunehmende Hilfebedürftigkeit in das Selbstbild zu integrieren bzw. wie die Person dennoch ein positives Selbstbild erhalten kann. Sowohl im Interview B1 Damen als auch im Interview B2 Herren zeigen die Gesprächspartner unterschiedliche Orientierungsrahmen, die nicht ausdiskutiert werden, sondern nebeneinander stehen bleiben.

Autonomiebetonte

Selbstbild fixiert auf eigene
Stärke, Defizite abgewehrt

Krankheitseinsicht bleibt
Geheimnis

Ambivalenzbewältigende

Defizite und Ressourcen im
Selbstbild integriert

Krankheitseinsicht wird
kommuniziert

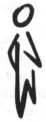

Positives
Selbstbild

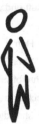

Frau Meixner und Herr Hoffman verkörpern den Typus der AmbivalenzbewältigerInnen. Sie sprechen offen von dem Verlust ihrer „Autorität", von Erfahrungen der Exklusion und Abwertung, davon, dass sie manche Dinge nicht mehr selbst tun können und auf Hilfe angewiesen sind. Sie betonen aber auch beide, dass sie noch viele Ressourcen haben, dass sie für sich selbst noch viel tun können und darüber hinaus auch für andere viel tun und tun wollen.

Verzicht und Rückzug auf „Basics" stellen beide als Strategie dar, mit der sie auch in ihrer Einschränkung noch zufriedenstellend leben können. Sie sprechen von Zielen, die über sie persönlich hinausgehen: Herr Hoffman aufgrund seiner Spiritualität in der Hoffnung auf das Weiterleben nach dem Tod, Frau Meixner durch ihr Interesse an der Entwicklung des Sozialraums und der Gesellschaft, in die sie sich aktiv einbringt.

Auch wenn sie die Bezeichnung „Demenz" für ihre Krankheit vermeiden, so sprechen sie doch überwiegend offen über ihre Vergesslichkeit und kognitiven Einschränkungen und führen das auf die Erkrankung zurück. Sie haben sich damit abgefunden, dass sich ihr Leben durch die Erkrankung verändert hat und weiter verändern wird. Die Krankheitseinsicht zeigt sich auch schlüssig in ihrem Bemühen, die Krankheit durch Medikamente und / oder nicht-medikamentöse Behandlung bzw. komplementäre Medizin zu beeinflussen.

Beide haben die Erkrankung und die damit verbundenen Defizite in das eigene Selbstbild integriert. Sie definieren sich aber nicht als Opfer der Krankheit, sondern betonen die eigenen Ressourcen und Bemühungen. Sie integrieren quasi die neue Schwäche in ihre alte Stärke und können so die Kontinuität eines positiven Selbstbilds bewahren, wie Herr Hoffman beschreibt: „und das ist jetzt eine meiner Sachen. ich bin immer auf der Suche, (2) wie kann ich andere-, also wie kann ich mir helfen? Und der nächste Schritt ist, und wie kann ich mit meinem Wissen, anderen helfen? Das ist was sehr Erfüllendes für mich, das habe ich eigentlich jahrelang gmacht im Geschäft und so, mit sehr gutem Erfolg."

Frau Liebig und Herr Freund hingegen sprechen fast nie von einer Hilfebedürftigkeit. Sie beschweren sich über Hilfeangebote als unangemessen, manipulativ oder sogar übergriffig. Frau Liebig beschreibt zwar, dass ihr nun manche Dinge schwer fallen, sie zeigt sich aber als jemand, der geschickte Strategien gelernt hat, um die Defizite zu kompensieren oder zu kaschieren. Sie führt die zunehmende Vergesslichkeit auf das Altern zurück. Die Krankheitseinsicht zeigt sich nur an wenigen Stellen im Interview, am schlüssigsten in ihrem Verhalten, sich regelmäßig von der spezialisierten Ambulanz testen zu lassen und die Medikamente einzunehmen. Krankheitseinsicht äußert sich bei Herrn Freund nur minimal in seinem Verhalten und in seinen Berichten, dass er bereit ist, Hilfe weitgehend ohne Widerstand anzunehmen. Er beschreibt das, als täte er es seiner Gattin zuliebe.

In ihren Aussagen halten beide Personen fest an einem Selbstbild, in dem sie eigentlich von niemandem eine besondere Hilfe benötigen, sondern vielmehr Anderen gute Ratschläge geben. Sie zeigen sich als Autoritäten, von denen andere etwas lernen können. Nur in wenigen Episoden aktualisieren sie einen anderen Orientierungsrahmen: Als eine Person, die den Rollenverlust zur Kenntnis nimmt und unsicher ist, besonders im Hinblick auf Selbständigkeit oder Pflegebedürftigkeit in Zukunft. Mit dieser Strategie sichern diese beiden Personen die Kontinuität ihres Selbstbildes und ihren Selbstwert.

Den autonomiebetonten Typ verkörpern auch die Mitglieder der Gruppe B3 HeimbewohnerInnen. Sie nennen keine Defizite, Hilfebedarf bestreiten sie weitgehend. Exemplarisch Herr Orth zu Beginn: „Warum ich hier bin, das weiß ich nicht". Erst im weiteren Verlauf des Gesprächs erzählen beide Personen, dass sie auf Hilfe von der Familie angewiesen sind und die Familie entlasten wollen. Dieser scheinbare Widerspruch ist kennzeichnend für den Typus. Auch wenn die eigene Autonomie betont wird, zeigen doch zumindest die Handlungen, dass eine Einsicht in die eigene Hilfebedürftigkeit gegeben ist.

Elisabeth Stechl hat als erste im deutschen Sprachraum die Subjektsicht von Personen mit Demenz und Angehörigen in den Mittelpunkt gestellt (Stechl 2006). In ihrer Studie „SUWADEM - Subjektive Wahrnehmung und Bewältigung der Demenz im Frühstadium" führte sie 25 qualitative Interviews, davon 13 mit Menschen mit Demenz. Elisabeth Stechl beschreibt ähnliche Befunde: Allen Personen waren kognitive Defizite bewusst, aber nur ein Drittel der Personen brachte sie mit der Demenzerkrankung in Zusammenhang. "Oftmals ist die Demenz mit Bildern der Verwirrtheit, Kontrollverlust und vollkommener Abhängigkeit assoziiert. Von daher fällt es vielen Betroffenen im Frühstadium schwer, ihren aktuellen Zustand damit in Einklang zu bringen." (Stechl 2006:73). Elisabeth Stechl stellt fest, dass das Verleugnen und Bagatellisieren der Erkrankung in jedem Bewältigungsprozess phasenweise vorkommt. Sie widerspricht der These, dass die fehlende Krankheitseinsicht aus organischen Ursachen resultiert: "Die fehlende Krankheitseinsicht (Anosognosie) im Frühstadium ist überwiegend auf psychologische (z. B. internalisierte Altersstereotypen) und soziale Faktoren (z. B. undifferenzierte Krankheitstheorie der Bezugsperson) zurückzuführen" (Stechl 2006:71).

Sie beschreibt folgende psychische Schutzfunktionen der Anosognosie im Frühstadium:
(1) Emotionsregulation und Selbstwertstabilisierung
(2) Widerstand gegen Stigmatisierung
(3) Verteidigung der Autonomie
(Stechl 2006:71).

Mit den hier gefundenen Typen ist auch die Studie von Doris Schaeffer zur Krankheitsbewältigung bei chronischer Erkrankung (Schaeffer 2006) vergleichbar. Auf der Basis einer Literaturstudie und eigener Interviews beschreibt sie die chronische Erkrankung als etwas, das auf das Leben als gesamtes trifft und zu einer Störung, oft sogar zu einem biografischen Einschnitt führt. „Die Suche nach Möglichkeiten, das durch die Krankheit irritierte Leben wieder in den Griff zu bekommen, ihm trotz Krankheit Sinn und Konsistenz zu verleihen, nimmt daher einen großen Teil ihrer Energie ein und ist aus der Perspektive der Erkrankten nicht weniger dringlich wie die Bewältigung des direkten Krankheitsgeschehens." (Schaeffer 2006:193). Schaeffer beschreibt einen Typus der erkrankten Person, die sich trotz ihrer Defizite aktiv weiter einsetzt: „Chronisch Kranke sind, da sie nur wenig für ihre Gesundung tun können, oft sehr bestrebt, etwas ‚für' ihre Gesundheit zu unternehmen. Hinter diesen Bemühungen verbirgt sich zugleich ein wichtiges, seitens der Gesundheitsprofessionen oft verkanntes Anliegen: der Versuch der Übernahme von Eigenverantwortung und aktiven Einflussnahme auf ihre Situation und auf ein Behandlungsgeschehen, in dem sie trotz gegenteiliger Absichtsbekundungen mehr oder minder passiver Akteur sind." (Schaeffer 2006:196).

Die Übernahme von Eigenverantwortung ist in der hier vorliegenden Studie aber kein Unterscheidungsmerkmal der beiden Typen. Nicht nur die Personen, die Krankheitseinsicht entwickelt haben, zeigen ein aktives Bemühen, ihre Situation zu beeinflussen und zu verbessern. Auch Frau Liebig, die die Erkrankung wie ein Geheimnis behandelt und nur selten ihr Bewusstsein darüber offen zeigt, betont, was sie alles tut, um den Prozess ihrer zunehmenden Vergesslichkeit zu beeinflussen und so lange wie möglich selbstständig und aktiv zu bleiben. So kann nicht davon gesprochen werden, sie übernähme keine Eigenverantwortung und entwickle keine Aktivität. Vielmehr gilt wohl hier Stechls Schluss: Menschen mit Demenz schützen ihren Selbstwert, indem sie verweigern, die Krankheit als solche zu bezeichnen. Damit verschließen sie sich aber nicht einem aktiven Zugang auf das Problem. Noch weniger kann davon abgeleitet werden, dass diese Form der Anosognosie mit einem Mangel an Eigenverantwortung verbunden wäre.

Hintergründe für die hier gefundene Typik liefert auch die Studie PREFER von Benjamin Schütz et al. (2011), in der bei älteren Menschen mit Mehrfacherkrankungen personale Ressourcen, die das Gesundheitsverhalten stärken können, untersucht wurden. Schütz et al. unterscheiden in ihrer Typik, ob die Personen hohe oder geringe Selbstwirksamkeit erleben. Sie finden heraus, dass Menschen mit hoher Selbstwirksamkeit ein Mehr an Unterstützung als Beeinträchtigung ihrer Autonomie erleben. Menschen mit geringer Selbstwirksamkeit erleben mehr Unterstützung hingegen als Zuwachs ihrer Autonomie.

Analog dazu auch der Befund von Elisabeth Stechl: "Autonomiebeschneidungen, unabhängig von ihrer Berechtigung, werden z.T. mit heftigen Reaktionen abgewehrt. Hilfe anzunehmen, heißt für die Betroffenen auch, sich Inkompetenz einzugestehen. Das untergräbt den Selbstwert und ist eine Bestätigung dafür, dass die Krankheit weiter fortgeschritten ist." (Stechl 2007:75).

Das erhellt das Verhalten und den Orientierungsrahmen von Frau Liebig, die den autonomiebetonten Typ verkörpert. Das Annehmen von Hilfe, schon das Angebot von Hilfe erlebt sie als Bedrohung ihrer Autonomie und wehrt sie daher ab.

Interessant wäre die Überprüfung des Gegenschlusses: Kann davon ausgegangen werden, dass Personen, die Hilfe annehmen, eine geringere Selbstwirksamkeit erleben? Aus den hier gefundenen Ergebnissen ließe sich dieser Schluss nicht ableiten. Vielmehr zeigt der Typus der „Ambivalenzbewältigenden", dass die Integration von eigenen Defiziten und Stärken im Orientierungsrahmen den Hintergrund bildet, vor dem Hilfe aktiv gesucht und auch angenommen wird.

5.4.5 HeimbewohnerInnen: Heimeinzug als aktive Leistung für die Familie

Angesichts der Abwehr von Hilfeangeboten als selbstwertsichernde Strategie stellt sich natürlich die Frage: Wie bewältigen Personen, die im Pflegeheim wohnen, die Gefährdung ihres Selbstwerts durch den offensichtlichen Hilfebedarf?

Die Orientierungsrahmen der HeimbewohnerInnen geben dazu deutliche Hinweise (vgl. Kapitel 5.3.2). Beide BewohnerInnen sind mit der Wohnsituation im Pflegeheim zufrieden. Kennzeichnend für sie sind folgende Konstruktionen:

- die Familie hat eine hohe Bedeutung für die Person
- die Person sieht den Heimeinzug als Entlastung für die Familie und dadurch einen aktiven Beitrag zur Harmonie mit der Familie
- die Person will sich im Heim anpassen und zurecht finden, um die Familie dauerhaft zu entlasten

Das Motiv, die Familie zu entlasten, ist für beide Personen ein wichtiges Element des Orientierungsrahmens. Interessant ist aber der Unterschied zwischen Frau Neuner und Herrn Orth in Bezug auf die Begründung.

Abb. 14: Typik: Selbstwertschützende Strategien der HeimbewohnerInnen

Unabhängige

Freiwilligkeit und
Unabhängigkeit (von)
der Familie erhalten

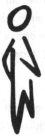

Verbundene

Anspruch auf
Fürsorge
Familienharmonie
hat Vorrang

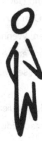

Wohnen im Heim
ist persönliche
Entscheidung

Im Orientierungsrahmen von Frau Neuner ist Entscheidungsfreiheit bzw. Autonomie ein hoher Wert. Diesen hat sie wohl selbst auch gelebt, denn sie war berufstätig auch als Mutter, was zu ihrer Zeit nicht selbstverständlich war. Die Bedeutung der Entscheidungsfreiheit in ihrem Orientierungsrahmen zeigt sich auch in einer wiederholten Erzählung: Frau Neuner hat die Partnerwahl ihrer Tochter respektiert und gegen Personen im Umfeld verteidigt, die sich kritisch über die Herkunft des Schwiegersohnes geäußert hatten.

Jetzt, da sie im Pflegeheim wohnt, ist ihr wichtig, dass die Familie auf Besuch kommen kann, wenn sie will und sich nicht verpflichtet fühlen muss, für sie zu sorgen. Durch das In-Anspruch-Nehmen der Hilfe und Pflege im Pflegeheim gewinnt Frau Neuner die gewünschte Unabhängigkeit von der Familie. Dieser gegenüber sind nun keine Gegenleistungen nötig. Frau Neuner kann Gastgeberin sein, wenn jemand auf Besuch kommt und ihrer Familie weiterhin auf Augenhöhe begegnen. Um die Unabhängigkeit zu wahren, ist sie bereit, sich den Gegebenheiten im Heim anzupassen und nicht zu „raunzen".

Herr Orth hingegen betont häufig, wie wichtig der Frieden und die Harmonie in der Familie sind: Es hat keinen Streit gegeben, er war nicht gezwungen ins Pflegeheim zu ziehen. Vielmehr will er seine betagte Gattin entlasten, die ihn sonst versorgen müsste. In seiner Orientierung ist es selbstverständlich, dass er von seiner Frau und seiner Familie versorgt wird.

Einerseits nennt er dafür das Argument des Geschlechts: „es ist afoch[14] so der **Mann** (.) lässt sich gern bedienen". (Diese Äußerung entlockt seiner Gesprächspartnerin ein erstauntes „Ha!".) Andererseits aber ist die gegenseitige Hilfe in seinem Familienbild selbstverständlich.

Damit das Familiennetz trägt, ist allerdings Bedingung, dass jede/r auch seinen Beitrag dazu leistet. War es früher die viele Arbeit, die gemeinsam geleistet wurde, damit die Familie, mit Hilfe der Kinder, ein Haus bauen konnte, so ist es jetzt eben seine Bereitschaft, im Pflegeheim zu wohnen. Herr Orth verzichtet nicht leicht darauf, nicht mehr bei seiner Frau im eigenen Haus wohnen zu können. Wenn es möglich wäre, würde er lieber dort leben. Allerdings sind ihm die Harmonie mit der Familie und das Wohlergehen seiner Gattin so wichtig, dass er auf seine persönlichen Interessen verzichtet.

In beiden Fällen konstruieren die Personen den Verzicht auf die Versorgung durch die Familie als ihre eigene Entscheidung und als aktiven Beitrag zur Bewältigung der Situation.

---

[14] einfach

Nach der Typologie von Kröger und Wälte (1995) entspricht das Familienbild von Herrn Orth der traditionellen „Haushaltsfamilie", die gekennzeichnet ist durch eine patriarchalische, als Wirtschaftsgemeinschaft organisierte Struktur. Die „moderne Familie" hingegen entspricht dem Familienbild von Frau Neuner. Hier treten die Wirtschaftsbeziehungen in den Hintergrund. Die moderne Familie ist vornehmlich als „emotionales Gefüge" (Kröger/Wälte 1995:131) organisiert, in dem die Selbstverwirklichung der einzelnen Familienmitglieder eine höhere Bedeutung hat.

5.4.6 Selbsthilfe: Aktuelle Fragen, begleitende Freundschaften, Selbstvergewisserung

Betrachtet man die Diskursorganisation in den Interviews, so zeigen alle fünf Gespräche über weite Strecken Merkmale, wie sie für Selbsthilfegruppen typisch sind (vgl. Kapitel 2). Die Personen haben sich in ihren Beiträgen überwiegend an andere Gruppenmitglieder gerichtet und haben die Interviewsituation sofort als Selbsthilfe-Raum genutzt:

- Sie haben Erfahrungen und relevante Informationen ausgetauscht, zum Beispiel über finanzielle Förderungen, Diät, Medikamente etc.
- Sie haben Ansichten diskutiert und überprüft.
- Es wurden Emotionen ausgedrückt wie Dankbarkeit, Zufriedenheit, aber auch Ängste, Zorn, Verzweiflung. Diese Äußerungen blieben in großer Achtsamkeit stehen, sie wurden nicht bagatellisiert, zum Beispiel durch gut gemeinte Ratschläge.
- Die Personen teilten einander etwas mit von der schon erworbenen Bewältigungs-Kompetenz.
- Anerkennung und Bewunderung wurden artikuliert, wenn Modellhaftes bei anderen entdeckt wurde.
- Die Personen haben durch den Vergleich mit anderen und das Wahrnehmen der „Universalität des Leids" (Matzat 2012:485) auch Trost gefunden und das auch ausgesprochen.

Die Art und Weise, wie die Selbsthilfe im Diskurs organisiert wurde, war jedoch unterschiedlich: Die Angehörigen berichteten überwiegend von der Zeit seit der Erkrankung, von ihren Erfahrungen und ihren Bewältigungsweisen. Sie gingen von Anfang an sehr aktiv, direkt und unterstützend in den Austausch miteinander.

In beiden Angehörigen-Gruppen kam es zu Passagen, in denen praktische Themen wie Diät oder Urlaub bearbeitet wurden. Personen mit einem Wissens- oder Erfahrungsvorsprung, die ihre Kompetenz mit anderen teilten, gab es in beiden Gruppen, auch in der Gruppe Suchende Angehörige.

Allerdings kam es in der Gruppe der Erfahrenen Angehörigen zu Interaktionen, in denen belehrendes Verhalten zurückgewiesen wurde. Hier war sozusagen ein Überangebot an Knowhow vertreten. In zwei Passagen wurden Positionen von anderen in einer Form kritisch hinterfragt, dass es als Anzeichen von Konkurrenz interpretiert werden kann, wer sich besser auskennt. Es kann aber auch als ein Zeichen einer offensiveren Gesprächskultur gesehen werden, die drei der sechs Personen bereits entwickelt haben. Diese drei Personen sind TeilnehmerInnen einer gemeinsamen und mehrjährigen Angehörigen-Selbsthilfegruppe. In dieser sind neue und belastbare Freundschaften entstanden, die diese Gruppenmitglieder seit Jahren begleiten und wahrscheinlich zu einem weniger vorsichtigen Gesprächsverhalten untereinander ermutigen.

Auch in Bezug auf die Inhalte unterschieden sich die beiden Angehörigengruppen: Die erfahrenen Angehörigen sprachen häufiger von vergangenen Situationen und wie sie diese bewältigt haben. Sie zeigten sich eher als souveräne Kenner und gaben Informationen über Hilfe- und Bewältigungsmöglichkeiten. Die suchenden Angehörigen thematisierten eher aktuelle Situationen, die sie noch nicht zufriedenstellend gelöst haben. Sie zeigten sich häufiger unsicher und fragend, und betonten wie wichtig es ist, in der Gruppe offen sprechen zu können und nicht perfekt sein zu müssen.

Deutlich unterschied sich die Diskursorganisation der Betroffenen von den Angehörigen. Die Betroffenen wendeten sich noch längere Zeit an die Interviewerin, diskutierten seltener, waren in ihren Erzählungen mehr auf sich selbst bezogen. Die Beiträge blieben länger nebeneinander stehen. Die Betroffenen berichteten mehr aus ihrem Leben vor der Erkrankung, wie in einer Form von Selbstvergewisserung und Exploration der eigenen Identität.

Fragen zur Alltagsbewältigung oder der Austausch von Tipps und Informationen kamen in den Gruppen der Betroffenen selten vor.

Es lässt sich also eine Typik abstrahieren in Bezug auf die vorherrschende Art und Weise, wie Selbsthilfe in der Gruppe verwirklicht wurde. Relativierend muss gesagt werden, dass vor allem die emotionale und praktische Bewältigung der Situation in allen drei Typen eine Rolle spielte, vorherrschend jedoch im zweiten Typus.

Abb. 15: Typik: Schwerpunkte der Selbsthilfe

Suchende Angehörige:
Aktuelle Situationen praktisch
und emotional bewältigen
Unsicherheit zeigen

**Erfahrene
Angehörige:**
Begleitende soziale
Unterstützung
Freundschaften schließen
Vergangenheitsbezogen

Betroffene:
Selbstvergewisserung
Identitätssicherung

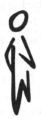
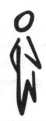
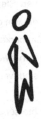

Selbsthilfe gemeinsam
mit anderen

5.4.7 Geschlechtsspezifische Aspekte

Für die gehaltvolle Anreicherung einer Geschlechtertypik finden sich nicht ausreichende Belege. Den entwickelten Typen lassen sich sowohl Männer wie Frauen zuordnen.
Zwei Aspekte jedoch können als geschlechtsspezifisch identifiziert werden:

- Das Familienbild der klassischen Haushaltsfamilie (vgl. Kapitel 5.4.5) erleichtert es Herrn Orth, sich im Pflegeheim „bedienen" zu lassen. Dieses Familienbild ermöglicht ihm als Mann einen Anspruch auf die Fürsorge (von Frauen). Dadurch kann Herr Orth die mit Hilfebedarf verbundene Abwertung der Person vermeiden.

97

- Durch die hohe Zahl an Frauen in sozialen Einrichtungen und durch die zunehmende Einseitigkeit in der Paarbeziehung geraten die Mitglieder der Gruppe B2 Herren zunehmend unter den Einfluss von Frauen: der eigenen Partnerinnen und von professionellen Dienstleisterinnen. Beide Herren waren in männerdominierten Berufen tätig: Handwerk und Technik. Beide erwähnen bzw. zeigen, dass sie Frauen gegenüber oft übergeordnete Funktionen eingenommen haben. Es ist also anzunehmen, dass die jetzt geforderte Unter- oder zumindest Einordnung in frauendominierte Umfelder einige Anpassung von ihnen erfordert.

An manchen Stellen formulieren die Männer Unverständnis und Widerstand gegen manche Normen, die von den Frauen aufgestellt werden in Bezug auf die Kleidung, Tischmanieren oder auf die Sauberkeit in der Wohnung. Dass sie im Interview mit zwei Frauen an einem Tisch saßen (Interviewerin und Assistentin) hat den Ausdruck von Impulsen, die gegen Frauen gerichtet sind, vermutlich unterdrückt.

Geschlechtersensible Forschung könnte hier ein vertieftes Verständnis für die Interaktionen erarbeiten: Inwiefern richtet sich der Widerstand tatsächlich gegen die aufgestellten Normen, inwiefern ist er aber Ausdruck von Frustrationen, die mit der Erkrankung und der Veränderung der Beziehung einhergehen? Es könnten auch Hinweise gewonnen werden, wie Institutionen wie Tageszentren und Pflegeheime anschlussfähiger werden können für Männer mit ihrer spezifischen Sozialisation.

6 Anwendung und Ausblick

6.1 Einleitende Überlegungen zu den Handlungsempfehlungen

Drei forschungsleitende Interessen kennzeichnen diese Arbeit (vgl. Kapitel 1):

(1) Verständnis für Menschen mit Demenz und ihre Hauptbezugspersonen zu vertiefen, in dem ihre Sicht und ihre Erwartungen an Vernetzung rekonstruiert werden.

(2) Handlungsempfehlungen für die Akteure im Gemeinwesen zu erarbeiten, sodass Netzwerke zur Ressource für Betroffene und Angehörige werden.

(3) Fähigkeit und Bereitschaft zur Vernetzung und zur Selbsthilfe durch ein ressourcenorientiertes Vorgehen zu ermutigen und zu stärken.

Die Ergebnisse in den Kapiteln 4 und 5 sind auf das erste dieser Interessen bezogen. Handlungsempfehlungen und Perspektiven für die Vernetzung und Selbsthilfe der Betroffenen werden nun in diesem Kapitel dargestellt.

Die Handlungsempfehlungen richten sich nicht primär an Betroffene und Angehörige, sondern an alle AkteurInnen in Gesellschaft und Sozialwirtschaft, die die Lebensqualität von Menschen mit Demenz und ihren Angehörigen verantwortlich gestalten. Sie richten sich aber nicht lediglich an jene, die sich von der Definition ihrer Zielgruppe her aktiv für Menschen mit Demenz und ihre Angehörigen einsetzen, sondern an alle MultiplikatorInnen, professionelle DienstleisterInnen, InnovatorInnen, die sich der Realität der Zunahme demenzieller Erkrankungen in der Bevölkerung aktiv und zukunftsorientiert stellen wollen.

Die Handlungsempfehlungen sind daran orientiert, Vernetzung zu einer Ressource für Menschen mit Demenz werden zu lassen und sind daher nach den vier definierten Feldern der Vernetzung systematisiert:

- Vernetzung im engsten Umfeld
- Vernetzung im weiteren Umfeld
- Vernetzung mit professionellen Dienstleistern
- Vernetzung mit anderen in einer ähnlichen Situation: Selbsthilfe

Berücksichtigt man die Ergebnisse dieser Studie, insbesonders die Typenbildung, lassen sich drei Prinzipien formulieren, die durchgängig in allen vier Feldern anwendbar sind. Sie beziehen sich auf die Qualität des Umgangs, der Interaktion mit Menschen mit Demenz und haben die Stärkung der Teilhabe und Selbstbestimmung der Betroffenen zum Ziel.

- **Stärke <u>und</u> Schwäche der demenziell erkrankten Person wahrnehmen.** Menschen mit Demenz ringen darum, die zunehmende Schwäche in ihr Selbstbild zu integrieren und sich nicht wegen einzelner Defizite oder Fehlleistungen generell abzuwerten. Dies gelingt, wenn sie die Ambivalenz von eigener Stärke und Schwäche zulassen und erleben können. Menschen in ihrem Umfeld können dies fördern, wenn sie ihre eigene Wahrnehmung reflektieren und gegebenenfalls korrigieren: Dominiert die Wahrnehmung der Defizite und überstrahlen einzelne, vielleicht entmutigende, Fehlleistungen die vorhandenen Fähigkeiten? Oder dominiert ein positiver Gesamteindruck, sodass be-stehende Unsicherheiten oder Beeinträchtigungen bagatellisiert werden?

Im Umgang mit Menschen mit Demenz ist besonders auf das Sowohl-als-auch zu achten: Kompetenz <u>und</u> Defizit, Selbstsorge <u>und</u> Fürsorge.

- **Selbstschutzförderndes Verhalten von Menschen mit beginnender Demenz verstehen und respektieren.**
Betroffene erleben die Verunsicherung durch die Krankheit und den Verlust von Status und akzeptierten Rollen als Abwertung ihrer Person. Um sie zu unterstützen, ist es wichtig, ihre eigenen Anstrengungen in Bezug auf Selbstschutz nicht zu unterlaufen.
Das kann bedeuten, beim Hinweisen auf bestehende Defizite besonders achtsam zu sein, wie der/die Betroffene das am besten annehmen kann. Es bedeutet oft auf stigmatisierende Bezeichnungen (wie z.B. „dement") zu verzichten und statt dessen Toleranz und etwas sprachliche Kreativität zu entwickeln.

- **Autonomie vor Normalität.**
Falls Betroffene vorübergehend oder dauerhaft eine starke Autonomieorientierung zeigen, können Betreuende sie besser unterstützen, wenn sie Bereiche der Selbstbestimmung und Kompetenz sichern. Sie lassen sich dann z.B. in diesen Bereichen von den Betroffenen belehren und korrigieren. Sie erlauben autonome Entscheidungen so weit wie möglich, auch wenn sich die Person damit von der (bisher) üblichen Normalität entfernt.

6.2 Vernetzung im engsten Umfeld

6.2.1 Teilhabe von Betroffenen stärken: Fähigkeiten nützen, Einbeziehen in Entscheidungen

Die Vernetzung im häuslichen und familiären engsten Umfeld ist der soziale Mantel für Menschen mit Demenz. Er ermöglicht ihnen, eigene Defizite zu kompensieren und Zugang zu wichtigen Ressourcen außerhalb zu bekommen, um weiterhin möglichst selbstbestimmt und aktiv leben zu können. Für die Qualität dieser Vernetzung im engsten Umfeld ist entscheidend, wie gut sie an den Bedürfnissen der Person orientiert ist und wie weit sie Aktivität und Selbstbestimmung, also Teilhabe, fördert und fordert. Der Grundsatz, nicht „für" die Person mit Demenz, sondern „mit" ihr zu arbeiten, ist gerade im engsten sozialen Netz besonders bedeutsam und im Alltag herausfordernd.

Besonders jene Personen mit Demenz, die offen mit ihrer Erkrankung umgehen und die Ambivalenz (Stärke und Schwäche) integrieren können, betonen ihre bestehenden Fähigkeiten und wollen sie auch einbringen. Sie erleben aber, dass sie „runtergemacht" werden, dass ihre Fähigkeiten nicht mehr gefragt werden, wenn sie den Routinen der Gesunden, ihrem Tempo und ihrer Arbeitsform, nicht mehr entsprechen. Sie werden dadurch auch von Entscheidungsprozessen abgekoppelt.

Wenn es den Menschen im Umfeld gelingt, ihre Abläufe und ihre Kommunikation an die Kapazitäten der Personen mit Demenz anzupassen, können sie die Bereicherung durch die Sichtweisen und die Fähigkeiten der Betroffenen nützen. Die angemessene Form von Teilhabe heraus zu finden und zu ermöglichen ist Ziel und Teil jeder Betreuung.

6.2.2 Hilfeangebote so machen, dass sie selbstwertschonend sind

Wie gezeigt wurde, versuchen Menschen mit demenzieller Erkrankung, die Bedrohung des Selbstwerts zu meistern. Sie unterscheiden sich dabei sehr im Hinblick auf die Bedeutung der Autonomie in ihrem Selbstkonzept und auf die Fähigkeit, die Ambivalenz von Stärke und (zunehmender) Schwäche zuzulassen. Hilfeangebote konfrontieren die Person mit eigenen Defiziten und sich zunächst einmal eine Herausforderung für ihr Erleben von Selbstwert, besonders bei autonomiebetonten Menschen oder in Phasen hoher Autonomieorientierung. Selbstwertschonende Hilfeangebote sichern größtmögliche Autonomie und unterstützen, dass die Betroffenen ihre eigenen Bewältigungsfähigkeiten einsetzen. Sie respektieren den psychologischen Selbstschutz der Betroffenen.

Besonders fördern sie den Aufbau von Rollenambiguität (Stark-Sein und Schwach-Sein), in dem die Person mit ihren Stärken und ihrem Hilfebedarf gesehen und angesprochen wird. Dies ist möglich im Hier und Jetzt einer konkreten Situation, in der ein Hilfeangebot gemacht wird. Solches Vorgehen ist das Kennzeichen der verschiedenen kompetenz- oder ressourcenorientierter Betreuungs- und Pflegekonzepte, in denen weniger auf die Defizite sondern mehr auf das fokussiert wird, was die Person kann, sei dies selbstständig oder mit Unterstützung.

Ebenso ist es aber auch möglich, das Hier und Jetzt auszudehnen, denn soziale Systeme sind zwar auf Ausgleich bzw. Reziprozität ausgerichtet, aber in einem längeren Zeitraum bzw. der gesamten Biografie (vgl. Reichert et al. 2003:30). Folgt man Frewer-Graumann, so kann vor dem Hintergrund generalisierter Normen ein Anspruch auf soziale Unterstützung quasi „auf Vorrat angesammelt" werden: „...muss die Annahme einer Lebenslaufperspektive bei der subjektiven Beurteilung von Unterstützungsbeziehungen einbezogen werden, der zufolge sich das Geben und Nehmen nicht in konkreten Interaktionsbeziehungen ausgleichen muss, sondern im Verlauf der gesamten Lebensspanne." (Frewer-Graumann 2014:63). Die Erinnerung an früher erlebte Stärke und an den Einsatz für Andere bieten Menschen mit Demenz eine Möglichkeit zum Ausgleich für die zunehmenden Defizit-Erfahrungen. Oft werden sie von den Betroffenen selbst aktualisiert, um die selbstwertschädigende Situation der Abhängigkeit von Hilfe auszugleichen.

6.2.3 Angehörige bei der Übernahme der Betreuungsrolle unterstützen

Der Rollenwandel der Angehörigen führt von Gegenseitigkeit in der Beziehung hin zur Übernahme einer Betreuungsrolle. Der Bezeichnung „Rollenumkehr" wird hier entgegengetreten. Angehörige übernehmen keine „Elternfunktion", sondern eine Betreuungsaufgabe, die besonders komplex wird, weil sie in einen familiären und persönlichen Rahmen eingebettet ist.

Der Rollenwandel ist von emotionalen Ambivalenzen gekennzeichnet. Es gilt nicht nur die Erkrankung des Partners zu verarbeiten und den damit verbundenen Verzicht auf Lebensentwürfe. Es gilt Haltungen und Verhaltensweisen im Umgang mit dem Angehörigen zu entwickeln, die Außenstehenden befremdlich erscheinen können.

Analog zu professionellen BetreuerInnen benötigen die Hauptbezugspersonen daher fachliche, methodische, soziale und persönlich-ethische Kompetenzen. Im Hinblick auf die demenzielle Erkrankung sind das speziell:

- Wissen über die Erkrankung und ihre Prognose
- Wissen über Hilfen zur Bewältigung, seien diese direkt auf die Erkrankung bezogen wie z.B. medikamentöse Therapie oder seien sie auf die Alltagsbewältigung gerichtet
- Innere Distanz zur betreuten Person, ein Auflösen von bisherigen Loyalitäten und Beziehungsmustern
- Akzeptanz im Hinblick auf die Person in ihrem So-Sein als erkrankter Mensch mit Stärken und Defiziten
- Bereitschaft zur Unterstützung bzw. Fürsorge für die Person – und dabei gleichzeitig die Orientierung an größtmöglicher Eigenverantwortung und Selbstsorge der Person

Die betreuenden Personen benötigen dafür den Rückhalt und die Anerkennung im Umfeld, darüber hinaus aber auch Hilfe zur Entwicklung der nötigen Kompetenzen. Vorzugsweise die Angehörigen von helfenden Berufen können sie anleiten und ihnen Orientierung geben.

Für die erfolgreiche Unterstützung der Angehörigen bei der Entwicklung ihrer Kompetenz und Rolle als Betreuende sind vor dem Hintergrund der hier gefundenen Ergebnisse folgende Faktoren relevant:

- dass die emotionalen Dilemmata der Angehörigen ernst genommen werden als Teil ihres Anpassungsprozesses,
- dass berücksichtigt wird, wie weit der/die Angehörige die Betreuungsrolle bereits übernommen hat,
- dass Angehörige begleitet werden, den nächsten für sie möglichen Schritt in Richtung eines positiven Copings und der Übernahme der Betreuungsrolle zu tun.

6.2.4 Differenzierte Beziehungsgestaltung mit allen Hauptbezugspersonen inklusive 24-Stunden-BetreuerInnen

Betreuungspersonen, die einen achtsamen Umgang mit der erkrankten Person aufbauen, entwickeln eine besondere Beziehung zu ihr. Gerade wenn viel Zeit miteinander verbracht wird und die Lebensqualität der erkrankten Person stark von der Initiative und dem Verhalten der Betreuungspersonen abhängig ist, kann eine bedeutsame und einzigartige Beziehung zwischen einer helfenden und einer hilfenutzenden Person entstehen, ebenso auch zwischen helfenden Personen untereinander.

103

Diese Beziehung wird Teil der Identität von beiden Seiten, im günstigen Fall ein Teil, der die Lebensqualität verbessert und das Entfalten von Potenzialen ermöglicht. Von solchen Situationen berichten mehrere Angehörige in der Gruppe A1 Erfahrene Angehörige.

Wo starke Beziehungen bestehen, entstehen aber auch leicht Verflechtungen, Konkurrenz, Rivalität und Konflikte. Daher ist es ratsam, das Miteinander zu pflegen und sich für das Klären der Beziehungen fit zu machen. Vor allem gilt es Augenmerk darauf zu legen, wie das Hinein-wachsen von bezahlten Kräften gewünscht ist und gestaltet werden soll. Das Beziehungsmanagement von und mit 24-Stunden-BetreuerInnen bietet noch viel Raum zur weiteren Erforschung.

Die Hauptbezugsperson ist immer wieder gefordert, die eigenen Bedürfnisse nach Nähe und Distanz mit denen der anderen abzuwägen. Ein arbeitsfähiges „Wir" kann dann entstehen, wenn die individuellen Bedürfnisse aller Interaktionspartner nach Sicherheit, Akzeptanz und Wachstum in einem gewissen Umfang gesichert sind (vgl. Cohn 1993).

In den Fällen, in denen eine tiefere Vertrautheit und Nähe entsteht, ist schließlich auch das „Hinauswachsen", das Beenden der Beziehung, eine zu gestaltende Aufgabe.
Wertschätzung der gemeinsam erlebten und bewältigten Situationen, das Formulieren des Beitrags, den jede/r dazu geleistet hat, das mitzuteilen, was man voneinander gelernt hat, sind selbstwertstärkende Verhaltensweisen für alle Seiten. Sie helfen, den nötig werdenden Abschied von Personen zu bewältigen, die zu wichtigen Gefährten in der Betreuung und Pflege geworden sind.

6.3 Vernetzung im weiteren Umfeld: Teilhabe im Gemeinwesen ermöglichen

6.3.1 Kompetenz entwickeln im Kontakt, Kontakte aktiv herstellen

Vernetzung im weiteren Umfeld betrifft einerseits FreundInnen, KollegInnen und Bekanntschaf-ten, andererseits aber auch Außenstehende wie Dienstleister und Nahversorger: Handel, Banken, Gastronomie, Friseure, Ämter, kulturelle Einrichtungen etc.
Soziale Dienstleistungen werden in dieser Arbeit als spezieller Teil des weiteren Umfelds separat behandelt, ebenso wie Kontakte zu gleichermaßen betroffenen Personen (vgl. die folgenden Kapitel).

Berichte über den Verlust von sozialen Kontakten durch die Demenzerkrankung kommen in allen Gruppeninterviews vor. Betroffene beklagen darüber hinaus auch den Statusverlust in den noch verbleibenden Kontakten. Angehörige wiederum klagen eher über den Mangel an Verständnis und Unterstützung in ihrem sozialen Umfeld. Sie beschreiben, dass Kontakte, die durch die Krankheit neu hinzugekommen sind, oft wertvoller sind als frühere, ja dass man sich fast nur bei Menschen verstanden fühlen kann, die sich wegen eigener Erfahrungen mit Demenz in der Familie gut in die Situation hineindenken können. Auch die Studie bei Angehörigen von Gaby Lenz und Marita Sperger erkennt diese Ursache von sozialem Rückzug: „Angehörige hören auf, mit ihren nahen Verwandten über Frühdemenz zu sprechen, weil sie deren Reaktionen nicht aushalten können" (Lenz/Sperger 2012:78).

Die Ansprechpersonen im weiteren Umfeld benötigen in der Regel Informationen und eine nicht beurteilende Offenheit, um die Situation der Betroffenen und ihrer Angehörigen zu verstehen. Sie brauchen oft Ermutigung und die Erlaubnis, Fehler zu machen, damit sie den Kontakt zu Menschen mit Demenz und ihren Angehörigen weiter pflegen.

Hilfreich ist in erster Linie das Empowerment von Angehörigen und Betroffenen, wie sie ihren Ansprechpartnern die neue Situation selbst erklären können. Zur Unterstützung gibt zum Beispiel die Angehörigenberatung der Caritas der Erzdiözese Wien Kärtchen aus mit kurzen Erklärungen wie: „Mein Angehöriger hat eine dementielle Erkrankung. Bitte tolerieren Sie sein Verhalten." Diese Kärtchen können Angehörige auch ohne Worte ihren Dienstleistern übergeben und hoffen, damit Toleranz und Verständnis zu fördern.

Darüber hinaus sind gezielte Aktionen und Schulungen für PolizistInnen, Nahversorger etc. sinnvoll, denn Menschen mit Demenz gehören zu ihrer Kundengruppe bzw. Zielgruppe und bedürfen eines kompetenten Umgangs wie alle anderen Zielgruppen auch. Nebenbei fördern solche Schulungen nicht nur das Verständnis und die Handlungsfähigkeit dieses Personen-kreises. Unterstützt durch die Institutionen, die diese Kompetenz verkörpern, sowie durch die entsprechenden Instrumente, bringt die kulturelle Diffusion Kompetenz in Bezug auf den Kontakt mit Menschen mit Demenz auch in weitere Teile der Gesellschaft.

Personen mit Demenz und ihre betreuenden Bezugspersonen ziehen sich aus vielfältigen Gründen aus sozialen Kontakten zurück. Einwegkommunikation wie Aufrufe in Zeitschriften oder Plakate führen selten zu Kontakten. Bestehende Kontakte zum Beispiel zu Haus- oder Fachärzten, Kliniken, Apotheken, Selbsthilfegruppen etc. können bzw. müssen genützt werden.

6.3.2 Eigenverantwortung und Selbsthilfe ermöglichen

Angehörige problematisieren besonders, dass sie sich schwer „Auszeiten" von der Betreuung und Pflege organisieren können. Sie fühlen sich zunehmend isoliert, was passive Tendenzen des Abwartens und Aushaltens stärkt und in einen negativen Kreislauf von Überlastung und Übermüdung führt. Die höhere Anfälligkeit für Angstkrankheiten und Depressionen bei Menschen, die Demenzkranke länger als sechs Monate zuhause betreuen, sind hinlänglich nachgewiesen (vgl. die Metastudie von Li/Cooper 2012).

Um die Fähigkeit zur Eigenverantwortung und Selbstsorge sowohl bei Betroffenen wie bei Angehörigen zu erhalten, sind differenzierte Entlastungsmöglichkeiten und Unterstützungen notwendig. Gerade im Frühstadium der Erkrankung mangelt es aber an passenden Angeboten (vgl. Lenz/Sperger 2012).

Am häufigsten suchten die Angehörigen nach Entlastung, zum Beispiel durch flexibel einsetzbare HelferInnen, die für wenige Stunden oder Tage ins Haus kommen. Problematisch sind für sie vor allem Wochenenden und Ferienzeiten, wenn viele ambulante oder teilstationäre Angebote geschlossen sind. Dies bestätigt eine Studie im Auftrag des österreichischen Bundesministeriums für Arbeit, Soziales und Konsumentenschutz. Vier Modellprojekte zur Beratung und Unterstützung von Menschen mit Demenz und ihren Angehörigen wurden evaluiert (BMASK ohne Datumsangabe). Die besten Wirkungen in Bezug auf Entlastung und Unterstützung von Angehörigen und Betroffenen zeigten sich, wenn ein Bündel von Maßnahmen abgestimmt eingesetzt wurde. Die stärkste Entlastungswirkung zeigte sich durch Tagesbetreuungseinrichtungen und Vor-Ort-Betreuung durch freiwillige HelferInnen.

Betroffene hingegen wollen selbst etwas zu ihrer Gesundung beitragen. Sie benötigen einerseits Unterstützung, um gewohnte Aktivitäten beibehalten zu können. Besonders benötigen sie Hilfe, um mobil bleiben zu können: Begleitpersonen oder Transportdienste.

Andererseits brauchen sie Angebote mit Freiräumen, in denen sie nach eigenem Tempo und Interesse aktiv nach neuen Möglichkeiten für sich suchen können. Sie wollen sich dabei nicht lediglich in die Handlungslogik bestehender Angebote einfügen, sondern wollen sich als Subjekt erleben.

6.3.3 Ein demenzfreundliches Umfeld schaffen

Das Spannungsfeld von Freiheit und Sicherheit zieht sich wie ein roter Faden durch die Überlegungen der Angehörigen mit viel Erfahrung. Risiken müssen eingeschätzt und minimiert werden. Wo das Umfeld zu viele Risiken birgt – oder wo es zu wenig Supportmöglichkeiten gibt, um die Risiken auszugleichen - werden Mobilität und Freiheit der erkrankten Person eingeschränkt. Exemplarisch schildert Herr Auer, dass seine demenzerkrankte Gattin noch stundenlange Spaziergänge im vertrauten Bezirk in Wien unternehmen konnte. Im Urlaub, und besonders in einem fremdsprachigen Umfeld, war das aber zu riskant. Dort hätten weder er noch seine Gattin um Hilfe bitten können, und das führte zur Entscheidung, diese Urlaube aufzugeben.

Zur Gestaltung von demenzfreundlichen oder demenzsensiblen Kommunen gibt es bereits seit zehn Jahren Modelle und auch evaluierende Forschungen. Kompetenzzentrum zu diesem Thema ist die „Aktion Demenz", die sich aus einer Initiative der Robert-Bosch-Stiftung 2004 entwickelt hat. (Aktion Demenz:2015). Weltweit führend ist die britische Alzheimer's Society, die ihre Empfehlungen für „dementia-friendly communities" mit breiter Involvierung der Betroffenen entwickelt hat (Green/Lakey 2013).

Besondere Kompetenz besteht mittlerweile auch in Bezug auf Stadtplanung, Verkehrsplanung, Quartiersentwicklung und Architektur für Menschen mit Demenz (vgl. Reihe Architektur und Gerontologie des Kuratoriums Deutsche Altershilfe: Marquardt/Viehweger 2014, Höpflinger/Wezemael 2014). Die anerkannten Prinzipien wie „hindernisfrei", „generationen-übergreifend" und „gemeinschaftlich" sichern, dass bauliche und verkehrstechnische Lösungen Kontakte und Teilhabe fördern.

Folgt man den Veröffentlichungen der Aktion Demenz (2015) sowie der britischen Alzheimer's Society (Alzheimer's Society:2013), kommt der Bewusstseinsbildung in der Bevölkerung aber eine Schlüsselrolle zu im Hinblick auf die „Demenzfreundlichkeit" des Umfelds. Als Gesellschaft gilt es zum Beispiel zu lernen:
- Solidarität mit Menschen mit Demenz
- Lockerheit mit „unangepasstem Verhalten", wenn beispielsweise jemand im Restaurant zu singen beginnt
- Aufmerksamkeit für Hilfebedarf
- Aktives Zugehen und angemessenes Anbieten von Unterstützung, sei es praktische oder emotionale Unterstützung

In dieser Richtung wirken bereits jetzt vielfältige Initiativen. Zur Darstellung ihrer Kreativität und Kompetenz und zur Anregung seien hier einige Beispiele genannt:

KIDZELN: Kindern Demenz erzählen – fördert die Kompetenz von Kindergartenkindern und ehrenamtlichen BegleiterInnen, die Personen mit Demenz im Pflegeheim besuchen.
http://www.demenz-service-muensterland.de/kidzeln.html

Rosen-Resli - Kultur für Menschen mit Demenz: Fördert die kulturelle Aktivität und Teilhabe von Menschen mit Demenz
http://www.rosen-resli.net/

„Das Herz wird nicht dement": Kampagne des Landes Vorarlberg
www.aktion-demenz.at/

Demenz-WegbegleiterInnen: Ausbildung und Einsatz von Freiwilligen zur Begleitung von Menschen mit Demenz in Wien
http://www.cs.or.at/deutsch/caritas-socialis/presse-und-kampagnen/presse/cs-caritas-socialis-demenz-wegbegleiterinnen-foerdern-gesellschaftliche-teilhabe-von-menschen-mit-demenz.html

Respekt: Die Schulung von Nahversorgern in Salzburg
http://www.caritas-respekt.eu/

Holunder: Seniorentheater für und mit Menschen mit Demenz
http://www.powidlundholunder.com/senioren-holunder/seniorentheater/

Konfetti im Kopf: Parade von und mit Menschen mit Demenz, erstmals in Hamburg 2015
http://www.konfetti-im-kopf.de/Parade/bewegung.html

6.4   Zusammen mit Profis

6.4.1 Den doppelten Auftrag annehmen – Hauptbezugspersonen aktiv einbeziehen

Wie gezeigt werden konnte (vgl. Kapitel 5.3.4), konstruieren Hauptbezugspersonen, im vorliegenden Fall Angehörige, Hilfe von Dritten zunächst als Hilfe für sich selbst: „...dankbar für jede Art Hilfe, die ich bekomme....". Dienstleister sehen sich also zweierlei Hilfesuchenden gegenüber. Die erkrankte Person gilt zumeist als die eigentliche Zielgruppe. Die Hauptbezugs-personen, die zumindest vermittelnd in die Interaktion involviert sind, suchen ebenfalls Ansprechpartner für ihre Fragen und Bedürfnisse. Wo sie systematisch einbezogen werden, können auch ihre Ressourcen für die Erkrankten genützt werden.

Zu oft aber werden Hauptbezugspersonen
- ignoriert
- als Störung oder
- als Konkurrenz

für die Hilfeleistung von Professionellen angesehen.

Hauptbezugspersonen, die sich für die Lebensqualität der/des Erkrankten verantwortlich fühlen, stellen Ansprüche an professionelle Dienstleister. Nicht immer müssen diese Ansprüche auch die der erkrankten Personen sein. Dennoch sollten sie als ExpertInnen der Fürsorge für ihr Familienmitglied/ihren Vertrauten gesehen und einbezogen werden.

Gabriele Wilz und Franziska Meichsner zeigen in ihrer Studie zur Arzt-Patienten-Kommunikation, welche Potenziale brachliegen, wenn Angehörige nicht einbezogen werden. (Wilz/Meichsner 2012). Sie weisen besonders für Familien mit einer demenziell erkrankten Person nach, wie der Einbezug von Familienmitgliedern die Lebensqualität und Compliance der Erkrankten fördert. Die Erwartungen an die Ärzte und das professionelle Umfeld waren dabei nicht überbordend:
- Information über Diagnose und den Umgang mit der Erkrankung
- Niederschwellige Rückfragemöglichkeiten in Krisensituationen
- Emotionale Unterstützung, z.B. der Hinweis, auf die eigene Gesundheit zu achten
- Praktische Unterstützung, z.B. dem Erkrankten erklären, dass es besser ist, mit dem Autofahren aufzuhören.

Allerdings müssen nach Wilz/Meichsner auch die Rahmenbedingungen entsprechen, damit Angehörige Gehör und Begleitung finden:

- Ausreichend Zeit
- Geschultes Personal, das z.B. die erkrankte Person betreut, während der/die Angehörige beim Arzt ist
- Flexible Termine, kurze Wartezeiten

Über den Einzelfall hinaus werden Angehörige auch in der Gesellschaft als glaubwürdige Stimme wahrgenommen, wenn es um die Verbesserung der Lebensmöglichkeiten von Menschen mit Demenz geht. Für Organisationen, die sich die anwaltschaftliche Arbeit für Menschen mit Demenz zum Ziel setzen, sind Angehörige daher jedenfalls strategisch relevant – als Herausforderer, Verbündete oder als Gegner.

6.4.2 Hilfe als kontinuierlicher Aushandlungsprozess zwischen Takt und Aufgabe

In den Gesprächen zeigten Menschen mit Demenz besonders dann Probleme, Hilfe anzunehmen, wenn sie sich einem vordefinierten Vorgang anpassen mussten: sei es das zu wenig individuelle Programm einer Tagesstätte oder das fremdbeauftragte Engagement einer Helferin, die gerne „pflegen" möchte. Gerade autonomiebetonte Personen verweigern dann die Kooperation. Sie wollen nicht zum Hilfeempfänger im Orientierungsrahmen eines anderen werden.

An diesem Punkt zeigt sich die Besonderheit von individueller Betreuung und Pflege: Es handelt sich nach Friedrich Glasl nicht lediglich um eine Dienstleistung, sondern um eine knowhow-intensive professionelle Tätigkeit mit hoher Individualisierung und entsprechend geringer Standardisierung. Glasl unterscheidet zwischen Routine-Dienstleistungsorganisation und „professioneller Organisation" (Glasl 2005:42). Letztere stiften einen immateriellen Nutzen in Form einer Idee, einer Befähigung oder – im Fall von sozialen Dienstleistungen - von Lebensqualität und Selbstwirksamkeit. „Gute Leistung wird aber nur erbracht, wenn sich die Professionellen auf die Einmaligkeit und Besonderheit der Klientinnen und Klienten einstellen und nicht bloß Standardleistungen abliefern." (Glasl 2005:43).

Auch Susanne Frewer-Graumann fokussiert letztlich die individuellen Aushandlungsprozesse als qualitätsbestimmend: „Diese bestimmen, ob aus den vorhandenen sozialen Bezügen auch tatsächlich nachhaltige soziale Unterstützung erwächst." (Frewer-Graumann 2014:186).

Ein besonderes Hindernis stellen nach Frewer-Graumann die hegemonialen Tendenzen der sozialen Dienstleistungsorganisationen dar: Im medizinischen Bereich der Mangel an einem Kontakt auf Augenhöhe, in anderen Bereichen die starke Orientierung an Trägerinteressen und der damit verbundene Mangel an flexiblen, individuellen Lösungen (ebd. 187-191).

Die Orientierungsrahmen der befragten Menschen mit Vergesslichkeit zeigen die Erfolgsfaktoren für das Geschäft des Helfens deutlich auf:

1. Hilfe wird nicht pauschal akzeptiert, sondern in einem permanenten Aushandlungsprozess situativ angepasst. Dabei haben die Helfenden nicht nur den Hilfebedarf im Blick sondern auch den Selbstschutz und die Autonomie der hilfenutzenden Person. So kann es durchaus vorkommen, dass sie eine mögliche Erleichterung oder Hilfe im Moment hintanstellen zu Gunsten des Selbstschutzes. Frau Liebig nannte das die Grenze zwischen „Takt und Aufgabe".

2. Beide Seiten nehmen Einfluss auf den anderen, beide Seiten geben dem Einfluss des anderen nach. Dass der/die Helfende sich korrigieren lässt, ermöglicht der/dem HilfeempfängerIn, die eigene Kompetenz zu zeigen und bestätigt zu erhalten.

6.4.3 Die akute Verunsicherung der Hauptbezugspersonen berücksichtigen

Wie gezeigt wurde, bedeutet die Übernahme der Fürsorge für eine erkrankte Person einen bedeutsamen Rollenwandel. Die Hauptbezugsperson übernimmt immer mehr den Platz der Stärke im sozialen Netz der erkrankten Person. Gedanken über mögliche eigene Grenzen oder ein mögliches Ausfallen der eigenen Leistungsfähigkeit sind daher sehr beunruhigend. Sie stellen die gerade erst aufgebaute Position der Stärke in Frage und setzen die Hauptbezugsperson einer schmerzhaften, aber auch realistischen, Ambivalenz aus: Stark zu sein - innerhalb der eigenen Grenzen (vgl. den Dokumentarfilm „Soweit ich kann" von Herbert Link).

Erst im Zustand dieser Ambivalenz denken Hauptbezugspersonen ernsthaft über ein Sicherheitsnetz nach, das auch dann noch trägt, wenn sie es nicht mehr vermögen. In dieser inneren Spannung wenden sie sich an soziale Dienstleistungsorganisationen und prüfen deren Betreuungsoptionen.

Für soziale DienstleisterInnen ist es wesentlich, die Hauptbezugspersonen in dieser inneren Unsicherheit abzuholen,

- indem sie mit dem inneren Konflikt und damit einhergehenden emotionalen Schwankungen rechnen, sie verstehen und ausdrücken helfen,
- indem sie die Einsicht in potenzielle oder faktische Grenzen der Fürsorge verständnisvoll und anerkennend begleiten,
- indem sie auf das Bedürfnis nach Sicherheit eingehen und herausfinden, welche Sicherheit die Person braucht, um die Verantwortung für die Fürsorge (zum Teil) auf die Organisation übertragen zu können.

6.5 Vernetzung mit Personen in einer ähnlichen Situation

6.5.1 Selbsthilfe für Angehörige: An bestehende Angebote anlagern

Für Angehörige ist der Austausch mit Personen in einer ähnlichen Situation nicht nur emotional entlastend. Er bietet ihnen auch eine Menge an wichtigen Informationen zur besseren Alltagsbewältigung und vielfältige Rollenmodelle, wie sie die Veränderungen der Beziehung bewältigen können. Das Zusammentreffen von betreuenden Angehörigen zu organisieren ist jedoch nicht leicht. Es bedarf eines anspruchsvollen Organisationsaktes, wenn Angehörige einen Termin außerhalb des häuslichen Bereichs wahrnehmen, sei dies mit oder ohne Begleitung durch die erkrankte Person.

Daher ist es naheliegend, wenn jene Gelegenheiten, an denen mehrere Angehörige zusammen kommen, so gestaltet werden, dass auch ein Kennenlernen und zumindest ein kurzer Austausch möglich werden. Tagesstätten können zum Beispiel die Phase der Abholung so gestalten, dass sich Selbsthilfepotenziale ergeben. Ebenso können Vorträge oder Veranstaltungen genützt werden. Wichtig ist, dass die Personen leicht erkennen können, wer in einer ähnlichen Situation ist und dass es die Gelegenheit (und vielleicht auch die Anregung dazu) gibt, mit anderen Kontakt aufzunehmen.

6.5.2 Unterstützte Selbsthilfe von Menschen mit Demenz aufbauen

Die Angehörigen nützen den Austausch im Rahmen der Interviews offensiv. Die Betroffenen hingegen zeigten sich zögerlicher und vorsichtiger in der Annäherung an neue Personen. Dennoch führten Passagen, in denen die Personen das Gemeinsame ihrer Erfahrung entdeckten, zu wichtigen Wendungen im Gespräch, unter anderem zu folgenden:

- Nach solchen Passagen konnten auch autonomiebetonte Personen eigene Defizite bzw. die Erkrankung benennen, was zu punktueller Erleichterung führte gegenüber dem sonst vorherrschenden Kampf um den vergangenen Status-quo.
- Angst vor der Zukunft, vor Abhängigkeit, vor Verlust der Souveränität wurde formuliert, Bewältigungsmöglichkeiten wurden ausgetauscht.
- Eine aufbauende Perspektive für die Zukunft wurde sichtbar, wie könnte der Prozess weitergehen?

Dementsprechend bietet Selbsthilfe auch für Menschen mit Demenz eine Fülle an Bewältigungschancen, die sie sonst nicht haben. Besonders heben sie hervor, dass sie sich „nicht allein mit dem Problem" erleben und nicht isoliert in der Rolle der/des „Dummen". Weiters drücken sie aus, wie kostbar ihnen die Gesprächspartner sind als Beispiel für andere Bewältigungsmöglichkeiten.

Um an so einem Treffen teilzunehmen, ist aber in vielen Fällen Begleitung nötig. Auch die Organisation und Vorbereitung des Treffens bedarf der Unterstützung.

In Deutschland hat Michaela Kaplaneck (2012) daher das Konzept der Unterstützten Selbst-hilfegruppe von Menschen mit Demenz entwickelt. Sie koordiniert auch das Netzwerk dieser Selbsthilfegruppen. Diese Gruppen sind nicht geleitet, sondern die Menschen mit Demenz legen Themen und Vorgehen in der Gruppe selbst fest. Sie nützen aber eine fachkundige Person, um den Rahmen der Gruppe zu sichern und die Gruppe bekannt zu machen.

Unterstützte Selbsthilfegruppen wären eine wichtige Ergänzung der bestehenden Angebote. Ihr Kennzeichen, eine Gruppe von und nicht für Menschen mit Demenz zu sein, müsste allerdings beachtet werden.

6.5.3 Selbsthilfe von Angehörigen – Hinweise auf die Gruppendynamik

Aus der Analyse der Diskursorganisation ergeben sich Hinweise für die Begleitung bzw. Leitung von Angehörigengruppen.

Suchende Angehörige benötigen viel Raum, um ihre Unsicherheit zeigen zu dürfen, ohne dafür abgelehnt oder zu rasch belehrt zu werden. Sie sind gerade dabei, neue Haltungen und Verhaltensweisen im Umgang mit der erkrankten Person zu erlernen und zu integrieren. Ihre Unsicherheit ist als Teil des Lernprozesses zu verstehen. Zu positive Beispiele wirken entmutigend, ebenso ein Klima, das als beurteilend erlebt wird. Es ist für sie wichtig zu erleben, dass sie eigene Lösungen finden - oder Wege zu finden, die Phase der Suche besser zu ertragen. Das Motto einer Gruppe für suchende Angehörige wäre sozusagen: Unzulänglichkeit ist ok!

Erfahrene Angehörige erleben sich zunehmend in einseitigen Beziehungen, in denen sie direktiv agieren (müssen). Diese daheim geforderte Souveränität kann im Austausch mit anderen dominant wirken und Konkurrenzverhalten verstärken. Wieviel Konkurrenz anregend ist und ab wann die Dynamik in eine Rivalität kippt, die die Kommunikation beeinträchtigt, wäre daher besonders zu beobachten.

6.5.4 Personen im Pflegeheim: Gleichgesinnte vernetzen

Erstaunlicherweise berichten gerade die Personen, die im Pflegeheim wohnen, dass sie keine Kontakte zu „Gleichgesinnten" haben. Auch nach Monaten fühlt sich Frau Neuner noch wie eine Neu-Zugezogene. Die Rahmenbedingungen im Pflegeheim mit einer großen Zahl von schwerer demenzerkrankten Personen und einer Aufteilung in getrennte Wohnbereiche scheinen die Vernetzung von Personen mit leichter Demenz zu behindern. Hier wird besonders in der Eingewöhnungsphase von neuen BewohnerInnen mit leichten kognitiven Beeinträchtigungen viel Flexibilität gefordert sein, will man ihnen eine individuelle und ressourcenerhaltende Wohnsituation ermöglichen.

6.6 Ausblick

Die Ergebnisse dieser Studie werden den InterviewteilnehmerInnen wie vereinbart zur Verfügung gestellt.

Weiters werden sie im mittlerweile institutionalisierten „Netzwerk demenzfreundlicher dritter Bezirk" präsentiert und diesem für die weitere Entwicklung der Vernetzung zur Verfügung gestellt. Mitte Juni 2015 geht dieses Netzwerk mit einer Aktionswoche zum ersten Mal im großen Rahmen an die Öffentlichkeit. Über 30 Aktivitäten wie Spaziergang, Vorträge, Diskussionsrunden, Gottesdienst, Büchertische etc. umfasst das Programm.

Die Ergebnisse werden mit Führungskräften der Caritas Socialis und anderen sozialen Dienstleistungsorganisationen diskutiert.

Die innovativste Anwendung der Ergebnisse ist allerdings der Start der ersten Selbsthilfegruppe von Menschen mit Demenz im Februar 2015. Ermutigt durch die Erfahrung der Gruppeninterviews haben die vier Betroffenen, die nicht im Pflegeheim wohnen, weitere Treffen gewünscht. Dies konnte durch die Zusammenarbeit der Autorin mit Alzheimer Austria auch angeboten
werden. Diese Treffen sind als unterstützte Selbsthilfe (nach Michaela Kaplaneck) gestaltet: Leitend sind die Betroffenen selbst. Bis Juni 2015 hat sich bereits ein Kern an Personen mit Vergesslichkeit / beginnender Demenz etabliert, der sich regelmäßig trifft, gegenseitig unterstützt und darüber hinaus auch die eigenen Potenziale und Anliegen in die Öffentlichkeit tragen will.

Einige Personen dieser Gruppe sind die ersten Personen mit Demenz in Österreich, die auch öffentlich als Stimme von Menschen mit Demenz auftreten. Sie wirken zum Beispiel mit bei der Erarbeitung der „Demenzstrategie Österreich" oder der Evaluation der bestehenden rechtlichen und strukturellen Rahmenbedingungen für Sachwalterschaft.

Durch das Empowerment und die Vernetzung der betroffenen Personen könnte damit ein wichtiger Grundstein gelegt worden sein für eine Selbstvertretung von Menschen mit Demenz in Österreich.

Literaturverzeichnis

Alzheimer's Society (Hrsg.) (2013): Building dementia-friendly communities: A priority for everyone, London

Berry, Brandon/Apesoa-Varano, Ester Carolina/Gomez, Yarin (2015): How family members manage risk around functional decline: The autonomy management process in households facing dementia, Social Science & Medicine 130/2015, S. 107 – 114

BMASK Österreichisches Bundesministerium für Arbeit, Soziales und Konsumentenschutz: Evaluierung von Modellprojekten zur Beratung und Unterstützung von Menschen mit Demenzerkrankung und deren Angehörigen, Wien, ohne Datumsangabe

BMG Österreichisches Bundesministerium für Gesundheit/BMAKS Österreichisches Bundesministerium für Arbeit, Konsumentenschutz und Soziales (2014): Österreichischer Demenzbericht, Wien

BMFSFJ Deutsches Bundesministerium für Familie, Senioren, Frauen und Jugend (2006): Aktuelle Forschung und Projekte zum Thema Demenz, Berlin 2006

BMFSFJ Deutsches Bundesministerium für Familie, Senioren, Frauen und Jugend (Hrsg.) (2008): Interdisziplinäre Längsschnittstudie des Erwachsenenalters über Bedingungen gesunden und zufriedenen Älterwerdens ILSE. Abschlussbericht anlässlich der Fertig-stellung des dritten Messzeitpunkts. Berlin

BMSGK Österreichisches Bundesministerium für soziale Sicherheit, Generationen und Konsumentenschutz (Hrsg.) (2005): Situation pflegender Angehöriger, Wien Eigenverlag

Bohnsack, Ralf (2007): Typenbildung, Generalisierung und komparative Analyse, in: Bohnsack R./Nentwig-Gesemann I/Nohl A.-M. (Hrsg): Die dokumentarische Methode und ihre Forschungspraxis. Grundlagen qualitativer Sozialforschung, Wiesbaden, S 225-253

Bohnsack, Ralf (2014): Rekonstruktive Sozialforschung. Einführung in qualitative Methoden, 9. Auflage, Opladen und Toronto, Verlag Barbara Budlich

Bohnsack, Ralf/Przyborski, Aglaja/Schäffer, Burkhard (Hrsg.) (2010): Das Gruppendiskussionsverfahren in der Forschungspraxis, 2. Auflage, Opladen & Farmington Hills, Verlag Barbara Budrich

Borgetto, Bernhard (2007): Wirkungen und Nutzen von Selbsthilfegruppen, in: Public Health Forum 15 Heft 55/2007, S. 6.e1 - 6.e3

Boschert, Sigrid (2015): Geleitete Gesprächsgruppe für Angehörige von Menschen mit Demenz. Unveröffentlichtes Konzept

Bronfenbrenner, Urie (1981): Ökologie der menschlichen Entwicklung. Stuttgart

Buijssen, Huub (2008): Demenz und Alzheimer verstehen. Erleben, Hilfe, Pflege: Ein praktischer Ratgeber, 7. Auflage, Weinheim und Basel, Beltz Verlag

Catulli, Tanja (2007). Lebenswelt pflegender Angehöriger von Demenzkranken. Anforderungen an das professionelle Gesundheits- und Hilfesystem. Dissertation eingereicht an der Universität Tübingen, Tübingen

Cohn, Ruth C. (1993): Es geht ums Anteilnehmen, Freiburg im Breisgau

Cohn, Ruth C./Farau, Alfred (1984): Gelebte Geschichte der Psychotherapie, Stuttgart, Klett-Cotta

Corbin, Juliet M./Strauss, Anselm L. (1993): Weiterleben lernen. Chronisch Kranke in der Familie, München, Piper

Demenz Support Stuttgart (Hrsg.) (2010): "Ich spreche für mich selbst". Menschen mit Demenz melden sich zu Wort, Frankfurt am Main, Mabuse Verlag

Elfner, Peter(2008): Personzentrierte Beratung und Therapie in der Gerontopsychiatrie München, Ernst Reinhardt Verlag

Engel, Sabine (2007): Belastungserleben bei Angehörigen Demenzkranker aufgrund von Kommunikationsstörungen. Berlin, LIT Verlag

Frewer-Graumann, Susanne (2014): Zwischen Fremdfürsorge und Selbstfürsorge. Familiale Unterstützungsarrangements von Menschen mit Demenz und ihren Angehörigen, Wiesbaden, Springer Fachmedien

Georg, Arno (2007): Kooperationsnetze in der Gesundheitswirtschaft, in: Becker, Thomas et al. (Hrsg.): Netzwerkmanagement. Mit Kooperation zum Unternehmenserfolg, Heidelberg, Springer Verlag, S. 181-193

Glasl, Friedrich (2005): Von der Dienstleistung zur professionellen Arbeit. Verschiedene Organisationstypen, in: Fasching, H./Lange, R.: sozial managen. Grundlagen und Positionen des Sozialmanagements zwischen Bewahren und radikalem Verändern. Bern

Gräßel, Elmar (1998): Häusliche Pflege dementiell und nicht dementiell Erkrankter. Teil II: Gesundheit und Belastung der Pflegenden, Zeitschrift für Gerontopsychologie und -psychiatrie, 31(1),1998, S. 57–62

Green, Geraldine/Lakey, Louise (2013): Building dementia-friendly communities: A priority for everyone, Alzheimer Society UK

Gunzelmann, Thomas/Oswald, Wolf D. (2005): Gerontologische Diagnostik und Assessment, Stuttgart, W. Kohlhammer Verlag

Hacking, Ian (1999): Was heißt "soziale Konstruktion"? Frankfurt a. Main, Fischer Taschenbuch Verlag

Harm, Andrea/Hoschek, Monika (2014): Betreuung durch Familie und Vertraute. In: BMG (2014), Österreichischer Demenzbericht, Wien

Heinze, Rolf G./Naegele, Gerhard/Schneider, Katrin: Wirtschaftliche Potenziale des Alters, Stuttgart 2011, Kohlhammer

Hinte, Wolfgang (2001): Fall im Feld, in: Socialmanagement, Nr. 6/2001, S., 10-13

Hoffmann-Riem, Christa (1980): Die Sozialforschung einer interpretativen Soziologie. Der Datengewinn, In: Kölner Zeitschrift für Soziologie und Sozialpsychologie, Jg. 32, S. 339-372

Höpflinger, François/Van Wezemael, Joris (Hrsg.) (2014): Wohnen im höheren Lebens-alter. Grundlagen und Trends, Age Report III, Zürich, Seismo

Kaplaneck; Michaela (2012): Unterstützte Selbsthilfegruppen von Menschen mit Demenz. Anregungen für die Praxis, Frankfurt am Main, Mabuse Verlag

Kitwood, Tom (2002):Demenz. Der personenzentrierte Ansatz im Umgang mit verwirrten Menschen, Bern (1. Auflage 1997)

Kolland, Franz/Hörl, Josef (2014): Soziale Aspekte der Demenz. In: BMG (2014), Österreichischer Demenzbericht, Wien

Kröger, F.,/Wälte, D. (1995): Die Familie als soziales Netzwerk, in: Ningel, Rainer/Funke, Wilma (Hrsg.): Soziale Netze in der Praxis, Göttingen, S. 126–142)

Kuratorium Deutsche Altershilfe (Hrsg.) (2013): Lebensräume lebenswert gestalten - Quartiersentwicklung erfolgreich umsetzen. Zeitschrift ProAlter 6/2013

Kurz, Alexander/Wilz, Gabriele (2011): Die Belastung pflegender Angehöriger bei Demenz. Entstehungsbedingungen und Interventionsmöglichkeiten. Nervenarzt 82/2011, S. 336–342v

Langehennig, Manfred/Obermann, Martina (2006): Das soziale Frühstadium der Alzheimer Krankheit, Frankfurt am Main, Fachhochschulverlag

Lenz, Gaby/Sperga, Marita (2012): Abschlussbericht „Frühdemenz aus Subjektsicht und Anforderungen an die kommunale Vernetzung", Berlin, Bundesministerium für Bildung und Forschung

Li, Ryan/Cooper, Claudia et al. (2012): Coping strategies and psychological morbidity in family carers of people with dementia: A systematic review and meta-analysis. Journal of Affective Disorders 139 (2012), S. 1–11

Mannheim, Karl (1952): Ideologie und Utopie, Frankfurt am Main (Original: 1929 Bonn)

Marquardt, Gesine/Viehweger, Axel (2014): Architektur für Menschen mit Demenz: Planungs-grundlagen, Praxisbeispiele und zukünftige Herausforderungen: Beiträge zur Tagung am 22.05.2014 in Dresden, Dresden

Matzat, Jürgen (2012): Selbsthilfegruppen und Gruppenpsychotherapie, in: Strauß, Bernhard/Mattke, Dankwart (Hrsg.): Gruppenpsychotherapie. Lehrbuch für die Praxis, Berlin-Heidelberg, Springer Verlag

Moeller, Lukas (1978): Selbsthilfegruppen. Selbstbehandlung und Selbsterkenntnis in eigenverantwortlichen Kleingruppen, Reinbek bei Hamburg, Rowohlt Verlag

Newerla, Andrea (2012): Der Alltag des Anderen. Familiäre Lebenswelten von Menschen mit Demenz und ihren Angehörigen, Gießen, Research-Paper

Nohl, Arnd-Michael (2012): Interview und dokumentarische Methode. Anleitungen für die Forschungspraxis, 4. Auflage, Wiesbaden, Verlag für Sozialwissenschaften VS

Philipp-Metzen, H. Elisabeth (2008). Die Enkelgeneration im ambulanten Pflegesetting bei Demenz. Ergebnisse einer lebensweltorientierten Studie, Wiesbaden, VS Verlag

Reichert, Monika/Carell, A./Pearson, M./Nocon, A. (2003): Informelle außerfamiliäre Unterstützungsnetzwerke älterer Menschen mit Hilfe- und Pflegebedarf. Eine deutsch-britische Vergleichsstudie, Münster

Richter , Horst-Eberhard (1972): Die Gruppe, Reinbek bei Hamburg, Rowohlt Verlag

Rohra, Helga (2011): Aus dem Schatten treten. Frankfurt am Main, Mabuse Verlag

Schaeffer, Doris (2006): Bewältigung chronischer Erkrankung. Konsequenzen für die Versorgungsgestaltung und die Pflege, Z Gerontol Geriat 39/2006, S. 192–201

Schittenhelm, Karin (2010): Statuspassagen zwischen Schule, Ausbildung und Arbeitswelt. Eine Analyse auf der Basis von Druppendiskussionen, in: Bohnsack, R. et al. (Hrsg.): Das Gruppendiskussionsverfahren in der Forschungspraxis, 2. Auflage, Opladen & Farmington Hills, S 93-107

Schneekloth, Ulrich/Wahl, Hans Werner (Hrsg.). (2008): Selbständigkeit und Hilfebedarf bei älteren Menschen in Privathaushalten. Pflegearrangements, Demenz, Versorgungs-angebote (2. Aufl), Stuttgart, Kohlhammer

Schneider, Cornelia/Deufert, Daniela (2014): Pflege und Betreuung im Kontext aktueller Veränderungen. In: BMG (2014), Österreichischer Demenzbericht, Wien

Schütz, Benjamin et al. (2011): Autonomie trotz Multimorbidität im Alter – Der Berliner Forschungsverbund AMA. Z Gerontol Geriat 2011 [Suppl 2], 44/2011, S. 9–25

Seidl, Elisabeth/Labenbacher, Sigrid (2007): Pflegende Angehörige im Mittelpunkt. Studien und Konzepte zur Unterstützung pflegender Angehöriger demenzkranker Menschen, Wien - Köln - Weimar 2007, Böhlau Verlag

Sepandj, Asita (2014): Krankheitsbild Demenz, in: BMG (2014), Österreichischer Demenzbericht, Wien

Stechl, E et al. (2007): Subjektive Wahrnehmung und Bewältigung der Demenz im Frühstadium – SUWADEM. Eine qualitative Interviewstudie mit Betroffenen und Angehörigen, Z Gerontol Geriat 40/2007, S. 71–80

Theunissen, Georg (2012): Lebensweltbezogene Behindertenarbeit und Sozialraumorientierung. Eine Einführung in die Praxis, Feiburg im Breisgau, Lambertus Verlag

Töpfer, A.-K., Stosberg, M., & Oswald, W. D. (1998): Bedingungen der Erhaltung und Förderungen von Selbstständigkeit im höheren Lebensalter (SIMA) – Teil VIII: Soziale Integration, soziale Netzwerke und soziale Unterstützung. Zeitschrift für Gerontopsychologie und -psychiatrie, 11(3)1998, S. 139–158

Trescher, Hendrik (2015): Inklusion. Zur Dekonstruktion von Diskursteilhabebarrieren im Kontext von Freizeit und Behinderung. Heidelberg, Springer Verlag

Van der Lee, Jacqueline et al. (2014): Multivariate models of subjective caregiver burden in dementia: A systematic review, In: Ageing Research Reviews 15 (2014), S. 76–93

Volmberg, Ute (1977): Kritik und Perspektiven des Gruppendiskussionsverfahrens in der Forschungspraxis, in: Thomas Leithäuser et al.: Entwurf zu einer Empirie des Alltagsbewußtseins, Frankfurt am Main, S. 184-217

Wancata, Johannes et al. (2011): Aktualisierte Prognosen Demenzerkrankter in Europa. Unveröffentlicht, Wien, entnommen aus: BMG, BMAKS (2014): Österreichischer Demenzbericht, Wien

Wilz, Gabriele/Meichsner, Franziska (2012): Einbezug von Familienangehörigen chronisch Kranker in die Arzt-Patient-Kommunikation. Bundesgesundheitsblatt – Gesundheits-forschung - Gesundheitsschutz 9/2012, S. 1125–1131

Wißmann, Peter (2010): Demenz – ein soziales und zivilgesellschaftliches Phänomen. In Aner, Kirsten/Karl, Ute (Hrsg.), Handbuch Soziale Arbeit und Alter, Wiesbaden, S. 339–346, VS Verlag für Sozialwissenschaften

Wißmann, Peter/Gronemeyer (2008): Demenz und Zivilgesellschaft – eine Streitschrift. Frankfurt a. Main, Mabuse Verlag

Zander-Schneider, Gabriele: Sind Sie meine Tochter? Leben mit meiner alzheimerkranken Mutter, Reinbek bei Hamburg, Rowohlt Taschenbuch Verlag

Zank, Susanne/Peters, Meinolf/Wilz, Gabriele (2010): Klinische Psychologie und Psychotherapie des Alters, Stuttgart, W. Kohlhammer Verlag

Internetquellen

Aktion Demenz (2015):): http://aktion-demenz.de/ (Stand 2015 05 01)

Alzheimer Austria (2015): http://www.alzheimer-selbsthilfe.at/ (Stand 2015 05 01)

Alzheimer's Disease International (ADI) (2015): http://www.alz.co.uk/ (Stand 2015 05 01)

BMFSFJ Deutsches Bundesministerium für Familie, Senioren, Frauen und Jugend (Hrsg.) (2002): Vierter Altenbericht zur Lage der älteren Generation in der Bundesrepublik Deutschland: Risiken, Lebensqualität und Versorgung Hochaltriger – unter besonderer Berücksichtigung demenzieller Erkrankungen, Download von:
http://www.bmfsfj.de/RedaktionBMFSFJ/Broschuerenstelle/Pdf-Anlagen/PRM-21786-4.-Altenbericht-Teil-I,property=pdf,bereich=bmfsfj,sprache=de,rwb=true.pdf (Stand 1.3.2015)

BMFSFJ Deutsches Bundesministerium für Familie, Senioren, Frauen und Jugend (Hrsg.) (2008): Berliner Alterstudie BASE. Download von:
https://www.base-berlin.mpg.de/de/projektinformation/publikationen (Stand 1.5.2015)

Gillwald, Katrin (2000): Konzepte sozialer Innovation. WZB paper: Querschnittsgruppe Arbeit und Ökologie, Berlin, Download von: http://bibliothek.wzb.eu/pdf/2000/p00-519.pdf (Stand 2012 06 10)

Müller, Irene/Mertin, Matthias/Beier, Jutta/Them, Christa (ohne Datumsangabe): Die häusliche Betreuung demenzkranker Menschen und ihre Auswirkungen auf pflegende Angehörige - eine Literaturübersicht, Download von http://www.demenzhilfe-tirol.at/fileadmin/userdaten/dokumente/Haeusliche_Betreuung_bei_Demenz.pdf (Stand: 1.5.2015)

NAKOS Nationale Kontakt- und Informationsstelle zur Unterstützung von Selbsthilfegruppen, Download von: http://www.nakos.de/informationen/basiswissen (Stand 1.5.2015)

The Scottish Dementia Working Group, Research Sub-group (2014): Core principles for involing people with dementia in research, Download von
https://coreprinciplesdementia.files.wordpress.com/2014/05/dementia-a5-booklet.pdf (Stand: 2014 11 01)

Anhang 1: Einladungsblatt

„Die Diagnose war für mich der Anfang eines neuen Lebens."

Helga Rohra, Aktivistin für Menschen mit Demenz und Demenzbetroffene

„Früher habe ich Sprachen gedolmetscht, heute dolmetsche ich die Gedanken und Gefühlswelten von uns für die Gesunden / die Menschen ohne Demenz. Wir haben Ressourcen und Ansprüche – TROTZ **DEM**."
Quelle: www.helgarohra.de

„Ich habe kognitive Aussetzer.", „Ich bin so vergesslich geworden..."

Viele Personen beschäftigt das.
Was verändert sich, wenn ein Arzt einen Verdacht oder eine Diagnose ausspricht?
Wer oder was unterstützt einen, das gewünschte Leben weiter zu führen?
Welche Kontakte sind hilfreich?

Erstmals in Österreich läßt die Kooperation von Alzheimer Austria und Mag. Reingard Lange Menschen mit Demenz und ihre wichtigsten Bezugspersonen in einer wissenschaftlichen Befragung zu Wort kommen.

Die besondere Chance: Betroffene können sich im Gruppeninterview einmal mit anderen Betroffenen austauschen!

Einladung zum Gruppeninterview:

Trotz Verdacht bzw. Demenz am Leben teilhaben: Was geht mit wem?

Im Jänner 2014 startete die Initiative für den „demenzfreundlichen dritten Bezirk".

Gesundheits- und Sozialorganisationen, aber auch Kirchen, Stadtplaner und Bildungseinrichtungen bemühen sich um bessere Vernetzung im Dienst von Menschen mit Demenz. Initiatorin und Motor dieses Prozesses ist Christina Hallwirth-Spörk, Pflegeleitung der Caritas Socialis: „Wir unterstützen auch die Gruppeninterviews, denn es ist uns wichtig, die Wünsche und Anliegen der Betroffenen zu kennen und von ihnen zu lernen."

CS CARITAS SOCIALIS

Alzheimer Austria unterstützt Angehörige und Betroffene durch Information, Schulung und Beratung. Auch Öffentlichkeitsarbeit und Mitarbeit in Fachgremien ist wichtig, um die Anliegen zu vertreten.
„Wir arbeiten auf internationaler Ebene mit Menschen zusammen, die an Demenz erkrankt sind. Es ist wesentlich, Aussprachemöglichkeiten, Erfahrungs- und Gedankenaustausch der Angehörigen und Betroffenen untereinander anzubieten. Gerne unterstützen wir auch in Österreich die gegenseitige Rückenstärkung und die Vertretung der eigenen Anliegen und Rechte von Betroffen."
sagt Monika Natlacen, Vizepräsidentin Alzheimer Austria.

alzheimer austria
Unterstützung für Angehörige und Betroffene

Wann und wo?

Das Interview findet in kleinen Gruppen von drei bis vier Personen statt. Es sind Termine mit betroffenen Personen und mit Hauptbezugspersonen geplant. Diese finden bis Ende Oktober statt.

Dauer: 2 – 3 Stunden inkl. Kuchenpause.
Ort: CS Pflege- und Sozialzentrum Rennweg, 1030 Wien
Gesprächsleitung und wissenschaftliche Leiterin: Mag. Reingard Lange
Assistenz: Monika Natlacen, Alzheimer Austria

Sie wollen einmal mit anderen Betroffenen sprechen?
Sie wollen mehr über die Initiative oder die Befragung wissen?
Wir freuen uns auf Ihren Anruf oder Ihre Mail.

Reingard Lange

Kontaktieren Sie uns!   Reingard.Lange@aon.at   0043 664 430 31 51

Printed in the United States
By Bookmasters